Bettina Spoerri

# Herzvirus

Roman

Bettina Spoerri

# HERZ VIRUS

Roman

braumüller

Der Verlag bedankt sich für die Unterstützung bei der Fachstelle Kultur Kanton Zürich sowie bei der Stadt Zürich Kultur.

Bibliografische Information der Deutschen Nationalbibliothek
Die Deutsche Nationalbibliothek verzeichnet diese Publikation in der Deutschen Nationalbibliografie; detaillierte bibliografische Daten sind im Internet über http://dnb.d-nb.de abrufbar.



1. Auflage 2016

Servitengasse 5, A-1090 Wien
www.braumueller.at

Coverfoto: © Bettina Spoerri
Lektorat: Angelika Klammer
Druck: Druckerei Theiss GmbH, A-9431 St. Stefan im Lavanttal
ISBN 978-3-99200-154-5

*Für Marianne*

*Lass dich nicht unterkriegen, sei frech und wild und wunderbar!*
Astrid Lindgren, *Pippi Langstrumpf*

*Starry, starry night*
*Paint your palette blue and gray*
*Look out on a summer's day*
*With eyes that know the darkness in my soul*
Don McLean, *Vincent*

*Ich sing für die Verrückten, die seitlich Umgeknickten*
*Die eines Tags nach vorne fallen und unbemerkt von allen*
*Sich aus der Schöpfung schleichen, weil Trost und Kraft nicht reichen*
Hanns Dieter Hüsch, *Ich sing für die Verrückten*

*Sie geht von Raum zu Raum, schaltet die Deckenlampen an. Licht, grelles Licht gegen die nautische Dämmerung. Schatten in feste Formen scheuchen.*

*Ein kratzendes Geräusch. Ihr Feuerzeug gibt glühwürmchenhelle Funken von sich. Sie hält die erste Zigarette des Tages im Mund, schiebt die zitternde Flamme auf das dünne Papier zu und beobachtet, die Kuppen von Zeigefinger und Mittelfinger an ihren Lippen, wie es von der Glut verschlungen wird. Die Asche glüht im Rhythmus ihres Einatmens auf. Ganz langsam frisst sich der Hitzering knisternd in die Richtung ihres Mundes, lässt einen entstellten, trübgrauen Wurm hinter sich zurück.*

*Das Wasser im Kocher brodelt und dampft. Sie schüttet es in das braune Pulver im Porzellanfilter über der Kanne und sieht, während sie ein tiefgefrorenes Brötchen in den Ofen schiebt, ihre Silhouette im Spiegelkabinett des glänzenden Chromstahls: eine schiefe, sich sprunghaft ausdehnende und zusammenziehende Zylinderform. Der Krater wächst mit sinkendem Flüssigkeitsspiegel immer weiter in die Tiefe, und sie wundert sich einmal mehr, warum der Kaffeesatz entlang der Filterwand eine aufgeraute Tapete hinterlässt, während zuunterst im Trichter eine kleine, mit feinstem Sand gefüllte Manege zum Vorschein kommt. Aber deren Oberfläche ist auch diesmal nur beinahe makellos; ein Teil des glatten Ovals ist von einem weißlichen Film überzogen: ein Überbleibsel der letzten auf dem Festland verendeten Wasserblase.*

*Sie lässt die Schultern fallen, holt das gebräunte Aufbackbrötchen aus dem Ofen, ein Naturjoghurt aus dem Kühlschrank, löffelt den Becher hastig leer, bestreicht die Brötchenhälften mit wenig Butter und Erdbeerkonfitüre, trinkt vier, fünf, sechs, sieben Tassen Kaffee. Dazwischen drückt sie Kapseln und Tabletten durch dünne Aluminiumfolien, das Knistern und das Schlucken, sie braucht kaum mehr mit dem Kopf nach hinten zu zucken. Sie mag die bleierne Müdigkeit nicht, die sie überfällt, wenn die Pillen zu wirken beginnen, Koffein und Nikotin sind ihr Gegengift. Ihr Blick geht zur Decke, zum Tisch, zum Boden, zur Decke. Da. Ein schwarzer Punkt, der sich bewegt. Sie wischt sich die Augen. Das kann nicht sein, das darf nicht sein.* Auf der Mauer, auf der Lauer sitzt 'ne kleine Wanze – *hört sie singen, kein fröhlicher Ringelreigen, nein, ein höhnisches Karussell, das sich immer schneller dreht,* seht euch nur die Wanze an, wie die Wanze tanzen kann … *Mit jeder Strophe verschwindet die Wanze um einen Buchstaben mehr, bis von ihr nur noch ein Schweigen übrig ist. Bann und abergläubische Beschwörung. Eine Lücke im Liedtext, die Kinder beim Singen kaum einhalten können, sie pressen fest die Lippen aufeinander und prusten dann doch los, wieder verschwatzt sich eines, begeistert vom Schwung der Melodie. Sie hatte immer Angst, in das Schweigen hineinzuplatzen, sich zu verplappern, dass die anderen ihre Ungeschicklichkeit erkennen und sie auslachen würden, sie schlug sich die Finger auf den Mund. Auf der Mauer, auf der Lauer muss man sein. Sonst tanzen die Wanzen. Überall sind sie, kommen immer wieder.* Sieh dir nur die Wanze an, wie sie munter tanzen kann, *rundherum und drum herum, eins und zwei, drei und vier, sitzen s' auf'm Karussell, drehn sich um und um –. Die Wanzen wegzaubern, für immer, sie Stück um Stück verschwinden lassen, die Buchstaben wegwischen, Wanze, Wanz, Wan, Wa, W – auflösen sollen sie sich, ich vernichte sie.*

*Sie holt die Schachtel mit dem Insektengift, streut es noch einmal in alle Ritzen und Ecken der Wohnung. Das weiße Pulver mit stechendem Geruch steigt in die Luft. Sie greift nach ihrer Brust, in der das Herz wieder aus dem Takt gekommen ist. Sie nähert sich einem Fenster, öffnet es, atmet tief ein. Sie geht wieder von Raum zu Raum, öffnet alle Türen und Fenster. Das Herz stolpert von Schlag zu Schlag. Sie nimmt den Telefonhörer vom Apparat, das A ist immer noch da, ich werde eingestellt, denkt sie, der Dauerton kriecht in ihren Kopf. Dann bricht er plötzlich ab; A-A-A-A-, ein harter, atemloser Rhythmus, unbarmherzige Nadelstiche ins Trommelfell.*

*Sie lässt den Hörer sinken, geht in die Küche, unschlüssig, suchend, was noch einmal wollte sie … Wieder das Ziehen in der linken Brust, heftiger als je zuvor. Schwarz vor den Augen, der dichte, schwere Vorhang nimmt ihr den Atem, sie greift ins Leere, fällt rückwärts, fällt, ohne sich aufzufangen.*

*Sie fällt, und ich sehe sie fallen, kann sie nicht halten, jetzt nicht und damals nicht, sie fällt, erstaunt, verwirrt, vielleicht bereits während des Fallens bewusstlos, ich hoffe es. In meiner Vorstellung sehe ich sie immer fallen und ich muss ohnmächtig zusehen; ihr Körper stürzt im Gegenuhrzeigersinn durch die Zeit. Ein Fall, der das Karussell gewaltsam stoppt, sein Dach, die Figuren, die Drehscheibe, der Motor, alles wird durch die Luft geschleudert.*

*Ich kann die Explosion nicht wie in einem Film rückwärtslaufen lassen, aber verlangsamen und die herumfliegenden Teile beobachten. Was vergangen ist, ist versehrt. Mir bleiben Wrackteile. Erinnerungsinseln. Strandgut. Momentaufnahmen. Sie sind Mosaiksteine, die ich zusammensetze, um die Welt auferstehen zu lassen, in der ich gelebt habe, eine Welt voller Wundertiere und Monster, voller scheinbar unvereinbarer Widersprüche: ein bunter, üppig bewachsener und zugleich farbloser, durch Vergiftung und Brandrodung unbewohnbar gewordener Planet.*

# Maloja

4:3, ein körniges, leicht unscharfes Bild, Handkamera. Ein langsamer, wackliger Schwenk über heugrüne Oberengadiner Bergwaldwiesenlandschaft, die immer wieder für Sekunden in Rot getaucht ist, dann gelbstichig aufleuchtet. Zwei junge Frauen werden im flackernden Viereck sichtbar, sie nähern sich auf einem hellen, staubigen Spazierweg. Als sie die auf sie gerichtete Kamera bemerken, lächeln sie und winken. Der starke Wind verfängt sich in ihren Röcken, zerrt an den Haaren, die aus den hellen Tüchern wehen, die sie sich um ihre Köpfe gebunden haben. Als die Kamera Mutters Gesicht in den Fokus nimmt, streicht sie sich eine lose Strähne hinter das Ohr zurück und sagt etwas, ihr weicher Mund eine flüchtige Lippenpantomime. Das Spiel von Licht auf ihren Wangen und Schatten über ihren Augen. Mutter in Maloja 1963, ein Familienausflug an den Silsersee, ein Wochenende oder auch ein paar Tage mehr mit ihrer Mutter, ihrer Schwester und den jungen Ehemännern. Eine gewisse Leichtigkeit hat die kleine Gesellschaft ergriffen, die Ahnung wilden Berglebens. Man bewegt sich ungestümer, fast übermütig, reißt Löwenzahn aus, bläht die Backen auf und pustet die Samen, als bliese man Kerzen auf dem Geburtstagskuchen aus, in alle Richtungen. Sich wie Schirmflieger treiben lassen. Beschleunigung der Fortpflanzung. Noch wissen Mutter und Vater nicht, dass neun Monate später ihr erstes Kind geboren wird, mein ältester Bruder. Pusteblume.

Vater ist im Bildgeflimmer nicht zu sehen; er nimmt schon seit einiger Zeit die Rolle des Familienfilmers ein. So ist er dabei und muss doch nie ganz dabei sein. Er dokumentiert das Leben der andern – bis er, wenige Jahre später, die junge Familie verlassen wird. Von diesem Moment an wird es keine Normal-8-Filme mehr geben, die das Leben unserer Familie begleiten, nur noch Fotografien. Hier aber hält er die Kamera, bringt die anderen in fröhliche oder auch peinlich berührte Verlegenheit, weil sie es nicht gewohnt sind, gefilmt zu werden. Nur einmal taucht er in all den Filmen aus den Bergen, dem Tessin oder Italien auf, nur knappe drei Sekunden; jemand scheint sich in Maloja seiner Kamera bemächtigt zu haben und nimmt ihn ins Visier, vielleicht der kecke Schwager, vielleicht Mutter, die im Scherz den Spieß umdreht. Vater lacht, will sich aber nicht filmen lassen, einer abwehrenden Handbewegung folgen zwei eilige Schritte nach links, Bühnenabtritt hinter einen dunklen Busch. Hier bleibt er stehen, bis der Kameradieb aufgibt. Black.

Vater hat seine Kamera wieder in Händen. Er filmt langsam die Umgebung ab: die Dorfstraße, auf der ein Renault Dauphine gemächlich dahinschwebt, den Eingang des Sporthotels, ein langsamer Schwenk nach oben zu einem Balkon, wo die Kamera kurz stehen bleibt – „hier wohnen wir" –, sein Blick streift sodann die zum Trocknen aufgehängte Wäsche vor dem Nachbarhaus, beobachtet einige Sekunden das Schweben der weißen Leintücher im sanften Wind, wandert weiter, einer Hausfassade entlang, weist mit einem Zoom auf die kulturell wertvollen Engadiner Hausgraffiti hin. Dann sind die Familienmitglieder an der Reihe: Die korpulente Schwiegermutter pflückt gerade eine Blüte von einem Busch. Als sie sich umdreht und vom Kameraauge ertappt sieht, macht sie mit ihren polierten Stadtschuhen einen überraschten Schritt rückwärts und stolpert, fängt sich gerade noch. Der schneidige Schwager mit dünnstieliger Pfeife im rechten Mundwinkel erklimmt, von bang blickender Ehefrau beobachtet, ein Mäuerchen und schießt Panoramafotos vom illustren Tal. Doch keine Unheil ankündigenden Wolken sind zu sehen, kein Anzeichen einer Maloja-Schlange, die sich den Pass herunterschleicht und Verfinsterung und schlechtes Wetter bringt. Die zweite junge Frau rückt ins Bild, unsere Mutter, die ich so jung nur auf Normal-8-Film gebannt kennenlernen kann. Sie wäscht sich am Steinbrunnen die Hände, scheu posierend für die Aufnahme, sie fühlt sich unwohl in ihrer Haut, trotzdem hält sie hin. Sie löst langsam das Tuch um ihr Haar. Da verrutscht die Kamera, einen Moment lang ist nur Mutters Mund zu sehen, ein zufriedener liegender Viertelmond, die Kamera konzentriert sich ganz darauf, ein gedankenverlorener Moment in all der Aufgeräumtheit. Dann wird die Kamera wieder angehoben, die Cadrage neu eingestellt, aber Mutter hat sich das Tuch bereits wieder fester um ihren Kopf gebunden. Ihre Frisur bleibt ein Geheimnis. Ich stelle mir einen Beehive vor, in den ich als Kind immer greifen wollte, diesen sorgfältigen, in vielen konzentrierten Minuten gewundenen Turm aus feinen braunen Haaren ohne Anfang und Ende, ein Gewusel von Zärtlichkeit und Geborgenheit.

In Maloja Dorf nimmt Mutter die Sonnenbrille ab, bevor sie der Kamera zunickt, sie blinzelt in die Sonne, ein verschämter Augenaufschlag, der auch Vater gilt. Die späteren Filmaufnahmen aber zeigen sie stets mit dunkler Brille. Sie trägt sie nun auch an Herbst- und Wintertagen, ihren schmalen Kopf neigt sie nicht mehr anschmiegsam seitwärts. Die zwei gewölbten, blickdichten Gläser betonen das Erstarrte, Maskenartige ihres Gesichts. Sie steht neben der Eisenleiter, auf der sich meine in Pullover und Wollmützen verpackten Brüder hochmühen, um auf der anderen Seite die Rampe hinunterzurutschen, wieder und wieder. Mutter steht wie eine Statistin neben den Sprossen, ein Gegenpol zu der kletternden, krabbelnden Emsigkeit, von der sie umkreist wird, dem Tanz von Hautflüglern nicht unähnlich. Auf den Steinplatten vor dem Haus wagen die beiden die ersten Schritte unter ihrer Obhut, schwanken ihr entgegen, fallen auf die Patschhände, untersuchen die Rillen zwischen den Steinplatten, bevor Mutter ihnen unter die Arme greift und für den nächsten Versuch aufrichtet. Doch während sie ihren Kindern das Gehen beibringt, verliert sie selbst immer mehr den Boden unter ihren Füßen.

Meine Brüder am Strand von Ascona, nun vier und fünf Jahre alt, Sandburgen bauend oder mit orangenen Plastikflügelchen an den Armen im Wasser. In einer anderen Filmsequenz stehen sie, beide in quer weiß-schwarz gestreifte T-Shirts gekleidet wie Zwillinge, auf einer Brücke am Vena-Kanal in Chioggia. Sie machen große Augen inmitten des Treibens auf dem Fischmarkt. Es folgt der Barbiere-Besuch im Doppelpack, der blonde und der braune Schopf werden identisch getrimmt auf Flattop, die Kinder, deren rundes Kinn in der gewölbten Handfläche der Mutter liegt, sind dem Weinen nah, doch dann gibt es Schleckeis und einen Ritt auf mechanischen Pferdchen, auf und ab, einmal synchron, dann wieder in verschobenem Rhythmus, auf und ab, die Haare wachsen bald schon wieder nach. Der letzte der Filme ist jener, in dem ich plötzlich da bin. Als müsste man einfach mit den Fingern schnippen, und ich existiere. Die Kamera senkt sich auf meine Augenhöhe herab, ich sitze, in gestricktes Weiß gemummt, im Laufgitter und betrachte neugierig, was sich mir da gegenüber bewegt. Dann strecke ich meine Hände zwischen den Holzstäben hindurch, greife nach der Kamera. Nach mehreren erfolglosen Versuchen verzieht sich mein Gesicht, ich beginne lautlos zu schreien. Black.

## Premium Bananas Chiquita

Die Kartonkiste, in der sich auch diese Filme befinden, überspielt auf eine VHS-Kassette, ist von einer hellgrauen Staubschicht bedeckt. PREMIUM BANANAS Chiquita, eine mehr beige- als weiß-blau-gelbe Schachtel mit kleinen runden Löchern in den Seitenwänden. Nachdem in ihr verpackt war, was ich aus Mutters Wohnung mitgenommen hatte, öffnete ich sie nicht mehr. Und in diesem geschlossenen Zustand wäre sie auch auf den Estrich an meinem neuen Wohnort gestellt worden, hätte ich mir nicht vorgenommen, alle Kisten vor dem Umzug wenigstens einmal kurz durchzusehen. Ich werde unwiderstehlich müde, kaum habe ich mit dem Aufräumen begonnen. Die Hefte aus der Schulzeit – will ich sie behalten, warum? –, die Mappe aus dem Zeichenunterricht, Ordner und schriftliche Arbeiten aus der Studienzeit, ein alter Mantel, ein kleiner Teppich, ausrangiert, aber noch nicht entsorgt, weil ich mich nicht endgültig davon habe trennen können. Das schlechte Gewissen gegenüber dem Abgelegten, Vergessenen, Vernachlässigten. Stapelweise Vergangenheit. Der trockene Geruch des Estrichs setzt sich auf meinem Gaumen fest, ich stoße eine Dachluke auf, ein Lichtstrahl fällt in das Staubgewirbel um mich herum. Ich halte mich an einem der tiefen Querbalken fest, ein Splitter bleibt in meiner Handfläche hängen.

Ich trage mehrere der Kisten nach unten in die Wohnung. Mutters Kiste – das ist sie für mich, obwohl ich sie eingeräumt habe – erkenne ich erst, als ich bereits den Deckel abgezogen habe. Ich atme tief ein, halte die Luft an und beginne die oberste Schicht abzutragen: Hefte, lose Blätter, schmale Ordner. Ich fahre zusammen. Der Flügel eines Vogels ragt mir entgegen. Spitz aufgerichtet, wie ein erstarrter Schrei. Ein toter Vogel in einer verschlossenen Kiste, wie kann das sein? Ich hätte doch gesehen und gehört, wenn sich damals, als ich die Kiste füllte, ein Vogel darin verirrt hätte. Ich nähere mich langsam der Spalte, die sein Grab geworden ist. Da liegt sein schlanker, grauer Körper auf dem Boden der Kiste wie eine Mumie, wenn nur der steil gereckte Flügel nicht wäre, der von seinem Todeskampf zeugt. Als ich die Papierberge um ihn herum weiter abtrage, sehe ich, woher er gekommen ist: Durch eine dieser sauber ausgestanzten Luken. Ein Luftloch für grün verpackte Bananen, ihren natürlichen Reifeprozess einberechnend früh gepflückt, wurde ihm zur Falle. Er war gefangen, die Flanken eingeengt zwischen dem Papier auf beiden Seiten. Je mehr er sich wehrte, desto mehr verhedderte er sich mit seinen Federn. Können auch Tiere einen Herzinfarkt erleiden?

Ich greife mit einem Tuch nach dem Vogelkörper, sein Bauch fühlt sich weich und zart an und seine Füße ragen mir entgegen, ich erschrecke, als ich meine, einen Herzschlag unter meinen Fingerkuppen zu spüren, aber es ist nur das Blut, das in meinen Fingern pulsiert. Der eine Flügel bleibt steif ausgestreckt. Flügel, zum Fliegen gebaut, wurden ihm in der Kiste zwischen den Papieren zum tödlichen Verhängnis. Schnell wickle ich das Tuch ganz um das Tier und lege es in den Abfallsack. Wie sollte man tote Vögel fachgerecht entsorgen? Ich schnüre den fast leeren Sack fest zu, laufe mit ihm die Treppe hinunter und halte erst inne, als ich den Sack auf dem Boden der großen Metalltonne liegen sehe.

## Herzvirus

Der Tag, an dem wir unsere Mutter beerdigten, war ein milchgrauer Tag mit diffusem Licht. Die Vögel in den Baumkronen entlang der säuberlichen Reihen von Grabfeldern sangen nicht, als wir uns um das Loch scharten. Eine braune Vertiefung wie ein Brandmal. Ein Einschlagskrater. Wir versenkten die Urne mit der Asche unserer Mutter, dieses Gefäß für nicht mehr als fünf Liter, in dem sie nun sein sollte, ein rötlicher Tonkrug in einem mit zur Verfügung gestellten Stoffnetz, um eine sanfte Landung zu garantieren. Sektor A, Feld D, 11. Reihe links, Nummer 174, exakte Vermessung angesichts des Unvorstellbaren. Lange Reihen voller Abschiedsworte und Namen, laute Schlussakkorde in Form pompöser Grabstellen, trotzige Behauptung von Leben und Individualität vor dem Tod. Dazwischen bescheidene Steine, die den geliebten Toten demütig oder resigniert dem Unabwendbaren überantworten. Links von Mutters Grab frische Gräber wie ihres, alle markiert mit identischen, kniehohen Holzkreuzen, rechts leere Vierecke, mit nummerierten Zeigern versehen, die mich an die Steckschilder in den zum Verkauf angebotenen Pflanzentöpfen im Supermarkt erinnern, darauf die Anweisungen als Piktogramme, was man tun muss, damit sie gut gedeihen. Und nicht vorzeitig sterben.

Unsere Mutter ist vorzeitig gestorben. Sie fiel in die Dunkelheit einer Ohnmacht, aus der sie nicht mehr zurückgekommen ist. Was sah sie noch, was fühlte sie in den letzten Sekunden, als sie schwankte und stürzte? Vielleicht verlor sie doch nicht gleich das Bewusstsein. Als sie es aber verlor, führte dies dazu, dass sie starb. So legte es der Gerichtsmediziner dar, der uns in seinem funktional eingerichteten Sprechzimmer empfing. Er erklärte uns die Todesursache, in einem so nüchternen Tonfall, dass wir immerhin hoffen durften, dass er es nicht nötig hatte, uns zu schonen. Es war ein Herzvirus, erklärte er, den Fachausdruck konnte ich mir in der Aufregung nicht merken, musste ihn später nachschlagen. Ich dachte: ein Herzvirus – das passt. Ihr Herz wurde infiziert, langsam vergiftet, paralysiert, es war zu viel für sie hier.

Myokarditis. Ein Wort wie eine magische Formel, ein exotisches Rätsel. Der griechische Begriff beginnt dunkel und weich, mündet aber schnell in einen harten, abgehackten Rhythmus. Er klingt mehr nach einer Krankheit, die man eingrenzen und vielleicht erfolgreich behandeln kann. Eine Herzmuskelentzündung. Sie kann lebensbedrohliche Herzrhythmusstörungen auslösen, muss aber nicht. Das Wort Myokarditis ist für das medizinische Phänomen zuständig, der Herzvirus aber benennt die eigentliche Ursache.

Wie ich es mir vorstelle, hat sich dieser Virus vor Langem in ihr eingenistet. Er könnte sich in ihrem Körper festgesetzt haben, als sie noch ein Kind war, vielleicht wurde sie schon mit ihm geboren. Für viele Menschen ist es normal, eine schützende Haut um sich zu haben, so eine Art psychisch aktives PVC oder Neopren; was an ihnen abprallte, drang bei meiner Mutter tief ein. Sie erschien mir stets ausgeliefert, verletzlicher als die meisten anderen Menschen, die ich kannte und kenne. Als Kind stellte ich mir vor, dass eine flauschige Decke, die ich um sie legte, das Schlimmste abhalten würde. Später waren Alu-Rettungsfolien in den Fernsehnachrichten zu sehen, wie sie Unfall- oder Erdbebenopfern umgelegt wurden, und ich dachte, dass eine solche goldsilbern glänzende Membran gerne schon früher aus dem Weltraum den Weg zurück auf die Erde hätte finden können, für Feinhaarige wie meine Mutter, auf brüchigem Grund Stehende, *seitlich Umgeknickte, die eines Tags …* Drei Schallplatten – eine von Hanns Dieter Hüsch, eine von Bobbie Gentry, eine von Don McLean – drehten sich in ihrem Zimmer am häufigsten im Kreis. *Today Billie Joe MacAllister jumped off the Tallahatchie Bridge.* Heute drehen sich die Fetzen ihrer Songs in meiner Erinnerung, kratzen die Rillen wieder auf. *I'm all tied up on the inside, no one knows quite what I've got, and I know that on the outside, what I used to be, I'm not – anymore.*

Die Zeilen der Lieder, die sie liebte, die Geschichten der Bücher und Filme, mit denen sie lebte: Sie sind Vektoren ihrer Art, in der Welt zu stehen, Echo banger Ahnungen, geheimnisvolle Zeichen auf Wegweisern, die ich immer wieder zu entschlüsseln versucht habe, auch jetzt wieder, da ich mich schreibend dem

Leben mit ihr annähere und die Geschichten und Figuren aufscheuche, die mir beistanden; sie sind zu den Türhaltern meiner eigenen Welt geworden. *Can you remember who I was? Can you still feel it? Can you find my pain? Can you heal it?*

Wenn das Auto eine Sekunde früher oder später vorbeigefahren wäre, wenn sie eine Sekunde früher oder später aufgebrochen wäre, wenn … Ein Freund, dessen Mutter von einem Lastwagen überfahren wurde, als er noch ein Kind war, haderte mit dem Zufall. Er zeichnete die beiden Bewegungslinien mit den Fingern auf die Tischfläche, siehst du, so … – bis der eine Finger, der einen Bogen beschrieb, mit dem anderen, der in höherem Tempo am anderen Ende gestartet war, zusammentraf. Die Koinzidenz mehrerer Bedingungen bewirkte, dass der Tod hinterrücks zuschlug; seine Mutter ahnte nichts, und wäre sie etwas schneller oder langsamer unterwegs gewesen oder der Lastwagen, wäre der Chauffeur nicht für den Bruchteil einer Sekunde unaufmerksam, müde, abgelenkt gewesen, würde sie noch leben.

Im Falle unserer Mutter war es indes kein Blitz aus wolkenlosem Himmel, sondern eine leider unausweichliche Konsequenz. Die Entfaltung und Mutation früher Ideen. Das Ende einer Geschichte mit langem Crescendo.

Mutter bestand aus heftigen Widersprüchen. Sie war lebhaft und zugleich sehr fragil, willensstark und zutiefst verunsichert, stets in Auflehnung gegen jedwelche Autoritäten, aber auch voller Ängste. Sie hat sich ein Leben lang entschuldigt.

Mutters Lieblingsfarbe war Bordeaux, eine intensive warme, dunkle Farbe auf der Palette zwischen Blau und, viel näher, Rot, untrennbar mit dem erdigen Geruch eines guten Weins verbunden. Doch die Ruhe und Ausgeglichenheit, die Bordeauxrot ausstrahlt, war wohl mehr Fluchtpunkt ihrer Sehnsucht, ein Zustand, den sie selten erlebt hat. In der Erinnerung an sie gibt es keinen Alltag, sondern Bilder, die in Explosionen münden: Schwelbrände, subkutane Entladungen, stoßwellenartige Intrusionen, Vulkanausbrüche, Sprengdetonationen.

# Teil 1

## Invasionen

*Auf der Mauer, auf der Lauer*
*sitzt 'ne kleine –*

Der alte teigfarbene Spannteppich, die Fusseln, die sich aus dem Gewebe gelöst haben, verwandeln sich eines Tages plötzlich in Würmer, eklige Würmer, über die ich mit meinen nackten Füßen gehen müsste. Die wenigen Meter vor meiner Zimmertüre ein Meer von sich langsam windenden, wirbellosen Lebewesen. Da steht Mutter hinter mir, ich habe sie nicht kommen hören: Was ist mit dir?, fragt sie. Ich zeige ihr die Würmer, doch sie sieht sie nicht.

Das sind die Fusseln, die du siehst, die Fusseln des Teppichs, meint sie, doch ich schüttle heftig den Kopf, warum will sie denn nicht sehen? Sie senkt ihre Hand zu dem Meer hinab, und das verwandelt sich zögerlich in einen alten Teppich zurück, über den ich unbeschadet gehen kann.

Rote Punkte übersäen die Unterschenkel meines Bruders, wir alle kratzen an beißenden Stichwunden. Mutter bringt dem Arzt ein zugeklebtes Plastikschächtelchen – jenes, in dem sonst die Stecknadeln mit den farbigen Köpfen kreuz und quer übereinanderliegen, auch eine Rasselkiste mit besonderem, hellem Klang, wie ich als kleines Kind entdeckte.

Der Arzt, erzählt sie uns, musste nur einen kurzen Blick auf das winzige bräunliche Tier mit den kräftigen Hinterbeinen in seinem durchsichtigen Gefängnis werfen. Ein Floh: Öffnen Sie dieses Schächtelchen auf keinen Fall!

Jedes Mal, wenn sie uns die Szene erzählt, lachen wir über den ängstlichen Arzt. Wir stellen uns vor, wie der Mann im weißen Kittel einen Schritt zurück macht und seine Hände schützend vor sich ausstreckt, Mutter winkt mit dem Stecknadelschächtelchen und sagt: Keine Angst, haben Sie keine Angst!

Doch dann kommen die Männer mit den Atemmasken und den Kanistern auf ihren Rücken, wie die Astronauten auf dem Mond. Sie räuchern unsere Wohnung aus, die noch lange stickig riecht.

Ich habe mir immer wieder vorgestellt, wie Mutter den Scotch-Klebestreifen vom Schächtelchen reißt und es öffnet. Bald sehen die Körper der Praxis-Belegschaft aus wie die Beine meines Bruders.

Ein stechender Schmerz, als ich an einem Spätsommertag barfuß die Treppe hochrenne. Eine Biene hängt an ihrem Stachel im weichsten Teil meiner Fußsohle.

Mutter bringt Desinfektionsmittel, nimmt den reglosen Körper der Biene ab und zieht den Stachel langsam aus der Wunde, legt ihn auf den Fenstersims. Er ist nur leicht gekrümmt und endet in einer runden Verdickung.

Schau, das ist ihre Giftblase, sagt Mutter.

Bin ich jetzt vergiftet?, frage ich.

Da müssten dich viele Bienen gleichzeitig stechen.

Was aber, wenn bei mir doch ein Stich reicht?

Jetzt, sagt Mutter, ist sie tot. Sie wollte sich gegen dich verteidigen. Doch wenn sie zusticht, verliert sie den Stachel und muss sterben.

Ich mache mir Vorwürfe. Wäre ich beim Treppensteigen vorsichtiger gewesen, hätte sich die Biene rechtzeitig in Sicherheit bringen können und mich nicht aus Notwehr stechen müssen.

Eine Biene sticht meinen Bruder in den Hals und dieser schwillt innert Minuten so stark an, dass Simon zu ersticken droht und ins Krankenhaus gefahren werden muss. Und das war nur eine einzige Biene. Simon zeigt mir den medikamentenschachtelgroßen, mit einem dicken roten Gummiband zusammengehaltenen Impfkasten, den er von nun an immer bei sich haben muss. Ich sehe die Spritze mit der langen, dünnen Nadel und kann mir nicht vorstellen, wie er sie sich selbst in die Haut schiebt. Ich glaube, er weiß es auch nicht, doch er grinst, weil es ihn freut, dass er mich erschrecken kann.

Wenige Wochen vor ihrem Tod zeigt mir Mutter eine rote Stichwunde an ihrem Unterarm. Was meinst du, was kann das sein?, fragt sie mich immer wieder. Sie vermutet, dass ein Floh oder eine Wanze sie gebissen hat.

Wenn das nicht abschwillt, sage ich, wenn das wächst – ja?, fragt sie und blickt mich erschreckt an –, wenn es sich entzündet, rede ich auf sie ein, zeige es dem Arzt. Aber, versuche ich noch, es könnte doch einfach ein Mückenstich sein. Vielleicht hast du zu viel gekratzt?

Zum Arzt ist sie dann nicht gegangen. Aber sie hat Insektengift gekauft. Weißes Pulver gegen die hartnäckigen, unbesiegbaren kleinen Eindringlinge. Zwei leere Schachteln fanden wir neben der Eingangstüre ihrer Wohnung.

## Pyromanen

Es ist Sommer. Vor den Fenstern hüpfen Rotkehlchen im Baum von Ast zu Ast, picken nach Insekten, schmettern ihre Rufmelodien, während meine Brüder und ich am Küchentisch sitzen und mit Kerzen spielen. Wir zünden eine nach der anderen an. Mit einer bereits brennenden Kerze erwärmen wir das untere Ende der nächsten, drücken das weiche Wachs auf den Teller.

So stehen die Kerzen von selbst, hat uns Mutter erklärt. Sie steht vor der Küchentür und raucht, mit Blick über die weite Wiese, einen Punkt am anderen Ende fixierend.

Wir stellen die Kerzen dicht nebeneinander auf die weiße Porzellanscheibe. In der Hitze krümmen sie sich und verschmelzen langsam zu einer roten Masse, immer mehr flüssiges Wachs rutscht träge über die letzten unebenen Hügel. Die Luft flimmert, die ganze Welt gerät ins Zittern, flackert, vibriert, die Hitze steigt und steigt. Als der Teller entzweibricht, schiebt die dicke Wachsschicht die Porzellanhalbmonde wie Kontinentalplatten auseinander, Lava breitet sich auf der Tischfläche aus.

Wir gießen Wasser über die Flammen. Doch sie schnappen wie die Schlangenköpfe der Hydra gierig nach der Flüssigkeit. Da sehe ich Mutter bewegungslos an der Fensterwand stehen, versunken in die Beobachtung des Feuers; ihr Haar, das sie seit einiger Zeit gelockt trägt, umzüngelt ihren Kopf wie ein Feuerkranz. Ich kann den Blick nicht von ihren glühenden Augen abwenden, übermütig zucken sie im Widerschein des Feuers.

Als uns die Flammen den Weg abzuschneiden drohen, fliehen wir aus der Küche. Draußen ist es still. Hinter den Fensterscheiben flackerndes, tanzendes Licht. Simon löst sich aus der Erstarrung, beginnt zu rennen, erreicht das Haus der Nachbarn, sie sollen die Feuerwehr anrufen. Die werden das löschen, murmelt Mutter immer wieder, sie spricht nur mit sich selbst, nicht zu uns, schließlich mit ernüchtertem Ton: die werden das löschen.

Unruhig hüpfe ich auf und nieder. Im Zimmer über der lodernden Küche liegen die Plüschtiere in meinem Bett. Zwei Bären mit abgewetztem Fell, mit denen schon die Mutter meiner Mutter gespielt hat, eine graue Maus mit großen runden Augen, ein kleiner Elefant aus flauschigem Plüsch. Und mein Hanti-Tanti. Sie alle müssen neben mir liegen, damit ich abends einschlafen kann, und ich achte immer darauf, dass keiner dem anderen die Füße ins Gesicht streckt oder sich auf andere Weise breitmacht, sodass es für die anderen nicht bequem ist. Manchmal bringe ich im Schlaf die Ordnung durcheinander und der Kopf der Maus liegt unter dem Fuß eines Bären, oder der Hanti-Tanti droht alle mit seinem Gewicht zu erdrücken, doch dann wache ich auf und schiebe im Dunkeln jeden wieder an seinen richtigen Platz.

Das Feuerwehrauto biegt in unsere Straße ein und mit ihm erscheinen die Gesichter von Nachbarn in Fenstervierecken. Zwei Männer in Schutzanzügen betreten mit Feuerlöschern unsere Wohnung.

Was haben Sie da angerichtet, fragt einer der Feuerwehrmänner, als nur noch beißender Geruch die Luft erfüllt: Die vielen Kerzen, das Wachs überall, das sieht ja wie Brandstiftung aus.

Mutter erwacht aus ihrer Versunkenheit, lacht auf: Wir haben Geburtstag gefeiert! Wir haben wohl zu viele Kerzen angezündet. Doch wir sind keine …

Sie benutzt ein Wort, das ich noch nie gehört habe und augenblicklich wieder vergesse.

Feuer, sagt der Mann, ist etwas Faszinierendes, nicht wahr? Wie aus einem Funken eine große Flamme wird, vor Leben sprüht, sich aufbäumt! Diese Kraft. Diese Farben und Formen.

Jetzt stehen Mutter und er beinahe einträchtig nebeneinander. Gut, dass sie sich nicht gerade jetzt wieder eine Zigarette anzündet. Schließlich atmet der Mann seufzend aus, stößt sich von der Wand ab und verabschiedet sich wortlos, indem er die Fingerspitzen seiner flachen Hand respektvoll an den unteren Rand seines Helms hält.

Später – wir haben die Türen rund um den schwarzen Raum geschlossen, die Fenster geöffnet – frage ich Mutter nach jenem fremden Wort.

Pyromanen, erklärt sie mir, Pyromanen sind Menschen, die das Feuer lieben.

Meine Tiere liegen unter einer feinen Staubschicht; sie sind unversehrt, doch der Rauchgeruch steckt in ihrem Stoff. Die Rotkehlchen recken ihre Hälse, plustern ihr Gefieder auf und beginnen wieder zu singen.

Erst als ich erwachsen war, erfuhr ich, dass Mutter in Gedanken Briefkästen sprengte. Sie hatte die Vorstellung, dass der Brief, den sie eben eingeworfen hatte, eine Explosion auslösen würde.

Eine Szene wie aus einem Thriller der 1940er-Jahre in Schwarz-Weiß. Eine unauffällig gekleidete Frau, die wie eine Sekretärin aussieht, geht eine einsame Nebenstraße entlang. Ihr Weg führt sie an einem Briefkasten vorbei. Sie bleibt stehen, sieht sich vorsichtig um und nimmt – Nahaufnahme ihrer schwarzen Handschuhe – einen Brief aus ihrer Handtasche, wirft ihn in den Schlitz, geht weiter. Kaum hat sie sich schnell ein paar Meter entfernt, explodiert der Briefkasten, eine Flamme sticht empor, alle Post in seinem Innern brennt nun lichterloh, nach wenigen Minuten ist der gelbe Kasten von der Hitze verbogen, von den Flammen verrußt. Doch wem galt der Anschlag? Langsamer Kameraschwenk die Straße hinauf und hinunter, eine Subjektive, als ständen wir nun mitten in der Straße, doch Ratlosigkeit. Dann die Distanznahme, eine unbewegliche Totale, die ganze Straße von oben. Jetzt, nach der auf die Explosion folgenden Stille plötzlich einsetzende Musik, aufgeregte, alarmierte Bläser wie in Gershwins *Rhapsody in Blue*.

Doch keiner ist während der Explosion an dem Kasten vorbeigegangen und verletzt worden. Der Briefkasten steht zu weit weg von den Häusern, als dass ihre Fassaden oder Fenstergläser in Mitleidenschaft gezogen worden wären. Ein Anschlag auf den Briefkasten, auf seinen Inhalt? Schwarzblende.

Mutter liebte Hitchcock-Filme. Sie erzählte ihre Geschichten mit einer Mischung aus Schauder und Faszination und derart anschaulich, dass ich die Szenen miterlebte, als säße ich im Kino vor der Leinwand. Eine Leiche, die immer wieder auftaucht, so oft man sie auch wieder begräbt. Ein Nachbar, der seine Frau ermordet und zerstückelt in Koffern aus der Wohnung schafft. Ein einsames Haus, eine tödliche Dusche, und Vögel, immer mehr Vögel, die Menschen wie Flugzeugschwadronen attackieren. Die Frau, die von ihrem Mann und dessen Mutter langsam vergiftet wird. Der Junge, der ein Paket transportiert, ohne zu ahnen, dass dieses eine Bombe birgt; er versäumt die Zeit und das Paket explodiert, während er im Bus sitzt und mit einem Hundebaby spielt. Ein Treppenhaus, das sich zusammenzieht und ausdehnt zugleich, mit schwindelerregendem Effekt, eine Frau, die sie selbst ist und doch nicht, sich vom Kirchturm stürzt und noch einmal auftaucht.

## Kochen und stärken

Mutter kauft frische Orangen. Immer gleich fünf Kilo schleppt sie die Treppen zu unserer Wohnung hoch. Vor dem Abendessen presst sie schnell ein paar davon aus, und kaum hat sie den Saft in Gläser gegossen, beginnt sie uns auch schon zu drängen: Trinkt! Wenn ihr ihn zu lange stehen lasst, sind keine Vitamine mehr drin. Die Vitamine sollen uns helfen, Invasionen welcher Art auch immer standzuhalten.

Wäsche muss gekocht werden, Krankheitserreger sind überall und dürfen nicht überleben. Unser Waschmittel besteht aus groben weißen Körnern, die Mutter mit einem umfunktionierten Joghurtbecher aus der Kartonschachtel schöpft.

Unsere Waschmaschine steht in der Küche. Aus dem grauen Kasten quellen zwei graue Schläuche, die dumpf nach Gummi stinken. Mutter stülpt die Öffnung des einen über den Wasserhahn, den kürzeren hängt sie in den Waschtrog. Dann stopft sie energisch einen Berg Wäsche in die Tonne und verhakt die Metallzähne der Trommel ineinander. Bald beginnt der eine Schlauch zu zucken, später spuckt der andere stoßartig eine milchig-beige oder dreckig-bräunliche Flüssigkeit aus. Die kahlen Wände der Küche werfen das laute Wummern, das in meinen Ohren schmerzt, in den Raum zurück. Ich kann das Beben auch in meinem Zimmer am Ende des Flurs spüren. Nach heftigen ersten Umdrehungen verwandelt sich das Dröhnen in ein hohes Sirren und Sausen, Wände und Böden gehen in ein feines, regelmäßiges Zittern über. Doch zuletzt kippt die Maschine wie in einem grotesken Tanz aus dem Rhythmus, sie kracht wieder und wieder auf den Sockel, als wolle sie ihn aufbrechen.

Wenn wir sie von der Wäscheleine nehmen, können wir unsere Hosen an der Wand aufstellen. Jedes Mal wird der Beweis erbracht und wir lachen. Mutter lacht nach kurzem Zögern mit. Zusätzlich zum Kochwaschgang tötet nur viel Stärke die Keime dauerhaft ab, ist sie überzeugt. Wir falten die rauen Handtücher, zwängen uns in die harten Jeans, in steife T-Shirts und Unterhosen, sie kratzen unsere Haut wie Schmirgelpapier, und wir strecken sie und beugen uns, bis sie wieder weicher werden.

Mutters Nähmaschine ist ein Ozeandampfer. An seiner Schnauze, steuerbord, kann man die Fläche unter der Nadel verbreitern, indem man eine geschwungene Metallplatte mit Klemmhaken fixiert. Sie ist mit demselben milden Lindgrün überzogen wie der ganze Kraftkoloss. Hinten, im Schlepptau, nach außen klappbar, liegt das drei Stockwerke hohe Materiallager mit breiten Schubladen für Fingerhüte, Schere und anderes mehr, und drei Mal sechs Stacheln, auf denen die Garnspulen in Reih und Glied stehen, eine fette schwarze, eine zerzauste rote Rolle, etwas Grün und Dunkelblau und Bordeaux gleich zwei Mal. Sie warten da wie die geheimnisvollen gerippelten Gläser auf Mutters Lockenwicklergerät: eine Plastikkassette, die ich nur anschauen, nicht berühren darf, weil sie gefährlich heiß wird und in Mutters Haare Wellen und Locken brennt. Die sind allerdings nie von langer Dauer, weshalb sich Mutter vor dem Spiegel immer wieder von Neuem in Medusa verwandelt. Das schokoladenbraune Bakelitpedal der Nähmaschine ist eine Rampe, ein Transportboot, das Ufer, der Ozeandampfer fährt mit würdevoller Majestät von Kontinent zu Kontinent, Fracht wird ab- und aufgeladen, ein tiefes Tuten kündigt das Verlassen des Hafens an. Ich fahre über den Atlantischen und den Pazifischen Ozean, entdecke Amerika, auf der Kommandobrücke, dem gewölbten Kopf der Maschine, stehend, ich kämpfe in Neverland mit Peter Pan gegen Captain Hook. Und ich besuche die Bikini-Atolle, warne die Einwohner vor dem Essen der Krabben, dem Trinken des Wassers und den Früchten der Inseln, weil sie nicht wissen, dass der Papalagi alles durch Atombombenexplosionen verseucht hat; sie verstehen nicht, wovon ich spreche, doch ich überrede sie, an Bord meiner Arche zu kommen, gebe jedem seinen Platz für die Fahrt zu weiter entfernten Inseln; da steigen sie aus und winken mir zum Abschied, wenn ich wieder in See steche.

Ich drehe den violetten Plattenumschlag um und immer wieder um. Vorne die verschränkten Hände des Mannes mit der schwarzen Brille, hinten aber ragt eine Skeletthand aus dem Ärmel seines Jacketts. Ich verdecke meine Augen und lasse sie nur langsam auf die weiße Knochenhand wandern. Der Mann hat seinen Spaß dabei, grinst amüsiert, herausfordernd. Am Ende stelle ich die Hülle so hin, dass die Vorderseite zu sehen ist. *Als der Zirkus in Flammen stand* beginnt eines der Lieder auf der Platte, ich lerne die Zeilen auswendig, *als der Zirkus in Flammen stand … Eine Löwin wär fast verbrannt, weil sie nicht mehr den Ausgang fand, doch die meisten dieser Biester sprangen brüllend durchs Geknister, als der Zirkus in Flammen stand.* Mutter liebt vor allem ein Lied besonders, manchmal singt sie mit mir mit und kichert dabei: *Die Bäume sind grün und der Himmel ist blau – gehen wir Tauben vergiften im Park!*

## Hanti-Tanti

Hanti-Tanti ist unter den Händen meiner Mutter entstanden. Sie hat ihn eines Nachmittags hingezaubert, in der ihr eigenen Mischung aus kreativer Flüchtigkeit und ungeduldiger Fingerfertigkeit, mit ein paar schnellen Schnitten in Stoffreste, geschicktem Geziehe und Geschnurpfe unter der Nähmaschine, gezupfter klebriger Stopfwatte. Eine Kreatur, bei der Kopf, Hals und Magen zusammengewachsen sind. Keine dieser *gstabigen* Puppen mit automatischem Barbie-Plastikaugenaufschlag und verdrehbaren Gliedmaßen, stattdessen eine ziemlich formlose Bauchkreatur wie eine Amöbe, zum An-sich-Drücken, rund und weich. Offen, für was ich in ihr sehe und für was immer ich sein will.

Wenn ich ein Wort verwende, dann bedeutet es genau, was ich es bedeuten lasse, und nichts anderes, sagt der Humpty Dumpty zu Alice im Spiegelland. Und deshalb heißt er für mich Hanti-Tanti, anders habe ich seinen Namen nie verstanden.

Die obere Hälfte des Körpers meines Hanti-Tantis besteht aus einem hellbraunen, der untere aus einem hellblauen Stoff, zwei große schwarze Knöpfe bilden die Augen und oben wachsen ihm ein paar orange Wollfäden aus der Kopfhaut. Die dünnen braunen Arme und blauen Beine hängen trotz großzügiger Wattefüllung schlaff hinunter, wenn ich ihn hochhebe, um ihn an mich zu drücken.

Tagsüber sitzt er in der Ecke meines Betts. Dort, wo die Zimmerwände zusammenlaufen, thront er auf einem Kissen, den Kopfbauch in Schräglage, Arme und Beine von sich gestreckt, und versucht die Situation zu erfassen. Manchmal sieht er mich aus seinen Knopfaugen an, als könnte ich ihn aus seiner Unbeweglichkeit befreien, ihm Leben einhauchen, wie dies der hölzerne Pinocchio erfahren hat, allerdings nicht nur zu seinem Glück.

Was sagt dein Hanti-Tanti dazu?, fragt Mutter manchmal. Aber der Hanti-Tanti und ich sprechen nicht miteinander. Er ist ein Gedankenleser und stummer Beobachter, der alles in sich aufsaugt, was er wahrnehmen kann: mein stundenlanges Geschreibsel auf meinem mit Papier, Schreibzeug, Büchern, Krimskrams überwucherten Tisch, das Brummen der Wagenstaplermotoren in der Baufirma im Hinterhof und manchmal tiefe Männerstimmen, die sich etwas zurufen, das Schreien der spielenden Kinder, die unverwüstliche Vivaldi-Cembalokonzert-Platte und die schnell wechselnde Popmusik aus den Zimmern meiner Brüder, die Streit- und Raufszenen zwischen uns Geschwistern, das laute Bersten von Scheibenglas, als der eine Bruder den anderen stößt und dieser mit seinem Arm voraus in die zackigen Kanten fällt, die dicht neben seinen Pulsadern tief eindringen und sein Blut auf den Küchenboden strömen lassen. Der Hanti-Tanti sitzt unbeeindruckt von all dem da und glotzt vor sich hin. Nichts kann ihm entgehen, und doch ist er ein dumpfes Geschöpf, seine Lethargie ist zu groß, als dass er jemals in einen anderen Existenzzustand wechseln könnte. Er ist nicht unerlöst, hat keine Sehnsüchte, tut nichts Unvorhersehbares, er ist still, und man kann sich an ihm nicht verletzen. Hanti-Tanti ist das verlässlichste Geschöpf, das ich kenne.

Abends nehme ich ihn aus seiner Ecke und stelle ihn neben meine Arme, von wo er mir beim Schlafen zuschaut. Manchmal aber hole ich ihn zu mir, nehme ihn zwischen den anderen Tieren in meinem Bett heraus, um ihn umarmend einzuschlafen. Das Kissen mit Beinen stopft die Leere zwischen meinen Armen zu, dämpft die spitzen Schläge meines Herzens.

Ich bin sicher, dass irgendwo ein Zwilling von mir lebt, ein Mädchen, das aussieht wie ich und doch nicht ich ist. So wie in Erich Kästners *Das doppelte Lottchen*. Man könnte uns verwechseln, als die zwei Hälften eines und desselben Eis, wie wir geboren sind – aber bei ihr gibt es einen Vater und eine Mutter, zu denen sie nach der Schule nach Hause kommt und die sie dann lächelnd umarmen; bei ihr gibt es Sommerferien am Strand und jeden Tag Nachtisch zum Abschluss eines Essens, eine Kugel Eis nach Wahl, ein Stück Schokoladekuchen mit einem Rahmhäubchen. So wie ich das bei einem Mädchen gesehen habe, dessen Eltern mich einmal zum Mittagessen eingeladen haben; für sie war das alles ganz normal, nichts Besonderes.

Aus irgendeinem Grund wird mein Zwilling vor mir versteckt. Ich darf das nicht wissen, und sie, meine Zwillingsschwester, auch nicht – aber ich bin überzeugt, dass wir uns eines Tages finden werden. Wir müssen nur schlau sein, lang genug warten und uns durch nichts davon abbringen lassen.

## Unentschuldigt

Der letzte Tag vor einem Umzug. Außerhalb der Unterrichtszeit, an einem späten Nachmittag. Ich will nicht mit hinein ins Schulhaus, alles war schon das letzte Mal, dann gehe ich nicht wieder zurück, doch Mutter sagt: Du wirst sehen, es ist niemand da. Und es geht ganz schnell.

Ich mache mich klein, verstecke mich hinter ihr, als sie die Flügeltüre des Gebäudes aufstößt. Doch auf dem gewundenen Geländer der freistehenden Treppe, auf den marmornen glänzenden Stufen, die heute kein Ende zu nehmen scheinen, sind wir von allen Seiten sichtbar. Ich fühle mich ausgeliefert und gehe schnell, zähle die Fugen zwischen den Absätzen, doch bevor wir oben angelangt sind, höre ich plötzlich meinen Namen rufen, aufgelöst durch den Hall des großen Raumes, aber dennoch deutlich erkennbar und sehr laut. Eine meiner ehemaligen Mitschülerinnen steht mit ihrer Mutter neben der Treppe. Das Mädchen ruft erstaunt noch einmal meinen Namen und winkt jetzt auch, doch ich drehe den Kopf weg und tue so, als ob ich nichts gehört hätte. Ich möchte unsichtbar sein, wie Perseus eine Tarnkappe aufsetzen und fliehen. Ich drücke die Hand meiner Mutter fest und ziehe sie die letzte Stufe hoch, wo wir hinter der Wand verschwinden können. Sie versteht und strebt schweigend mit mir auf die Bürotüre zu, wobei sie darauf achtet, dass sie die Absätze ihrer Schuhe nicht ganz aufsetzt. Ich lasse mich in einen Stuhl gleiten und senke den Kopf über ein Buch, und tatsächlich spricht mich keine der Sekretärinnen an, während Mutter die allerletzten Formalitäten erledigt. Ich wage erst aufzuatmen, als wir die ans Schulareal angrenzenden Straßen verlassen haben. Ich weiß, ich werde nie mehr hierher zurückkommen.

Noch nicht oder nicht mehr. Ich habe mich daran gewöhnt, mit einem Fuß da zu sein und mit dem anderen bereits wieder weg. So tut es nicht zu sehr weh, wenn wir gehen. Meine Anwesenheit hat immer etwas Provisorisches, stets Widerrufbares.

Wieder eine neue Schule, neue Lehrer, neue Schüler. Es gibt viele Gründe umzuziehen: Zuerst war es der Wegzug aus dem Haus, in dem Vater geblieben ist, die Ruhe abseits der Stadt, die Distanz zu allem, eine neue Arbeitsstelle für Mutter, dann die zu große Ruhe auf dem Land, die zu weit voneinander entfernten Schulhäuser von Simon, Martin und mir. Eine preisgünstige Wohnung. Eine andere Stadt. Und schließlich, Jahre später, ein anderer Mann.

Ich bin die Neue, die andere. Auf die niemand gewartet hat. Wegen der eine neue Bank ins Klassenzimmer gestellt werden muss. Die im Sportunterricht die gewohnte Aufteilung der Klasse in zwei gleich starke Mannschaften verunmöglicht. Die nirgends richtig dazugehört, die eingeschweißten Mädchengrüppchen stört, aber bei den Jungs nur jeweils kurze Zeit gelitten ist, damit sie nicht als „Mäitlischmöcker" verlacht werden.

Einer macht mich mit einer Bemerkung so wütend, dass ich ihn angreife. Das hat er nicht erwartet, denn Mädchen greifen doch keine Jungs an. Nach einigen Sekunden, in denen er mich noch perplex ansieht, beginnt er zu kämpfen. Wir sind fast gleich stark, ich mit meinem rasenden Zorn. Wie zwei Katzen umkrallen wir uns auf dem harten Asphaltboden, aus dem die Wurzeln des mächtigen Baumes auf dem Schulhof emporstoßen. Um uns herum eine brüllende Meute. Ich wende die Verteidigungsstrategien an, die ich in den Auseinandersetzungen mit meinen Brüdern gelernt habe. Ich bin ein Kung-Fu-Kämpfer, ich bin Bruce Lee, ich bin ein begabter Martial-Arts-Novize, ich weiche den harten Fäusten und Fußtritten des Gegners aus, versuche meine Schläge gezielt zu setzen, dränge ihn auf den Baum zu, ich werde ihn besiegen – doch da packt er mich am Haar, zerrt mich wieder zu Boden, will sich auf meine Arme setzen, aber ich strample, schreie, kratze, er kann mich nicht festhalten. Als unser wilder Ringkampf verbissenes Gerangel geworden ist, taucht plötzlich ein Lehrer auf, mehr erschrocken über unser Außer-Rand-und-Band-Sein als in autoritärer Mission. Ich bin erleichtert, dass er uns trennt, denn meine Kräfte haben nachgelassen, lange hätte ich nicht mehr standhalten können. Scham durchläuft mich, als uns der Lehrer auseinanderzerrt und irgendetwas sagt, was Lehrer in solchen Situationen sagen, meine Hosen sind an den Knien aufgescheuert und darunter brennt das Blut, doch auch der Junge sieht zerzaust aus und die Schüler starren uns an, aber das macht nichts, denke ich, ich werde ja ganz bald wieder fort sein.

Diesmal aber kommen so schnell keine Anzeichen, dass wir demnächst wieder abreisen werden. Ich kann nicht immer hoffen, dass alles schnell vorübergehen wird, dass es bereits wieder das letzte Mal ist. Und das ist, merke ich jetzt, fast noch schwieriger. Vorher hatte ich es nicht nötig, eine Freundin zu finden. Was, wenn auch nach einem halben Jahr, einem Jahr hier niemand meine Freundin sein will?

Die ersten Stunden Musikunterricht. Die Lehrerin zieht fünf Garnfäden durch das Zimmer. Wir dürfen zuerst nur zwischen den Linien stehen, später sollen wir auf den Linien stehen, es ist wie das Gummitwisthüpfen im Schulhof, wo wir immer wieder dieselben Abläufe durchspielen bis zum ersten Fehlsprung, wenn eine von uns den weißen, gerippten Hosengummi unerlaubterweise berührt oder er sich um ihre Knöchel wickelt. Der elastische Faden ist so leicht, man spürt ihn kaum, er schwingt und flimmert, wir tanzen mit Geistern durch die Luft.

An einem Morgen irre ich mich im Stundenplan. Der Schulthek schlägt auf meinen Rücken, als ich die Straße hoch zum Schulhaus renne. Die Uhren im Schulhof zeigen mahnende Finger. Alle Gänge sind leer, meine Schritte erschreckend laut. Ich haste die Treppen hinauf, renne zu der Türe, hinter der sich meine Klasse befinden sollte. Doch ich wage es nicht, die Klinke hinunterzudrücken: Ich werde allein vorne stehen, alle Blicke auf mich gerichtet. Ich beuge mich zum Schlüsselloch vor, versuche zu horchen, ob ich wirklich vor der richtigen Türe stehe, doch die Hitze steigt mir ins Gesicht, das Blut saust in meinen Ohren, ich höre nur ein leises Gemurmel, das auch aus einem der anderen Zimmer kommen könnte. Vielleicht hat die Klasse das Zimmer wechseln müssen, aus irgendeinem nicht vorhersehbaren Grund. Befinde ich mich überhaupt im richtigen Stockwerk? Ich bin so schnell gerannt, dass ich vielleicht zu weit hinaufgelaufen bin. Doch ich wage nicht, den langen Gang wieder zurückzugehen, um mit einem Blick ins Treppenhaus abzuschätzen, auf welcher Höhe ich mich befinde. Vielleicht würde, wer auch immer jetzt in einem der Zimmer war, meine Schritte hören und hinausspähen, mich Säumige entdecken, auf frischer Tat ertappen. Jeden Moment kann sich die Türe vor mir öffnen und ein Lehrer oder eine Lehrerin steht vor mir, groß, erzürnt oder, was nicht angenehmer wäre, amüsiert. Vielleicht kommt der Abwart vorbei oder gar der Rektor. Es gibt keinen anderen Weg, ich muss so leise wie möglich von hier weg. Ich schleiche wie ein Indianer, behende, schnell und doch vorsichtig, sodass ich die Geräusche, die ich verursache, unter Kontrolle halten kann; gleiten, nein: schweben.

Meine feuchten Hände hinterlassen auf dem Treppengeländer einen flüchtigen Beschlag, als habe ein Gespenst beim Vorbeifliegen einen Hauch auf dem kalten Metall hinterlassen. Ich schaffe es bis zur Haupttüre, bin der Falle schon fast entronnen. Draußen aber könnte mich jemand von diesen alten Leuten sehen, die den ganzen Tag schauen, was die Kinder wieder angestellt haben. Eltern anderer Schüler kennen mich auch, sie könnten mir begegnen. Ich halte meinen Blick auf den Asphalt der Straße gerichtet. *Ich sage nichts, ich höre nichts, ich sehe nichts.*

Das Haus, in dem sich unsere Wohnung befindet, schaut mich vorwurfsvoll an. Hat sich da nicht ein Vorhang bewegt? Ich gehe und komme kaum von der Stelle. Mutter ist bei der Arbeit, Simon und Martin sind in der Schule. Alle befinden sich am richtigen Ort, nur ich nicht. Ich werde mich verstecken, bis es zwölf Uhr ist, suche dafür einen Platz, an dem ich vom Haus aus nicht gesehen werden kann. Der Himmel ist von einem trüben Hellgraublau überspannt, es wird hoffentlich nicht regnen. Ich fühle mich verrutscht, alles ist falsch. Der Lehrer hat schon längst mein Nichterscheinen notiert, eine seiner hässlichen schwarzen Kartoffeln ins Absenzenheft eingetragen, in der Kolonne, an deren Anfang mein Name steht.

Das Haus, das wie dasjenige aussieht, in dem wir wohnen, wirkt fremd, ich bin nicht willkommen. Ich bin aus allem herausgefallen. Zu spät und am falschen Ort. Unentschuldigt.

Ich kauere mich zwischen die Hauswand und die Hecke, beobachte die Straße, die Menschen, die nicht ahnen können, dass sie nah an mir vorbeigehen, ich lauere, ich warte auf die richtige Stunde, um wieder aufzutauchen. Die Kirchenglocke schlägt elf Mal, ich zähle flüsternd mit. Meine Blase beginnt zu drücken, aber ein Indianer weiß sich da zu helfen. Unter der Hecke wächst ein Kraut mit glatten Blättern. Ich beobachte die Ameisen, die über die toten Äste klettern, in eine Richtung rennen, stehen bleiben, unvermittelt einen neuen Weg einschlagen. Eine grün schillernde Fliege schwirrt herbei, eine zweite, sie setzen sich auf die von mir ausgerissenen Blätter, die ich halb mit Erde bedeckt habe, suchen einen Eingang in das dunkle Gewölbe, zur Nahrung. Vielleicht tut sich hier ein Erdloch auf, in dem ich verschwinden darf, in die einzig wirkliche Welt, von der kein Mensch weiß, dass sie existiert.

Jetzt zwölf Glockenschläge, in Drei-Sekunden-Abständen. Es wird still, bevor Kinderstimmen in der Straße widerhallen. Eine Frau kommt um die Ecke. Es ist Mutter. Sie geht schnell auf das Haus zu, ich ducke mich. Das sind ihre Jacke, ihr Gesicht, ihre Frisur, ihre Bewegungen – und doch erscheint sie mir wie eine andere Frau. Mit einem Ruf könnte ich den

Bann brechen, aber ich halte den Atem an; sie darf mich nicht bemerken. Sie schiebt den Schlüssel ins Türschloss, wird vom Hauseingang verschluckt. Ich warte noch einige Augenblicke, dann schlüpfe ich vorsichtig hinter dem Busch hervor, wieder in mein Leben hinein.

Es ist, als wäre nichts geschehen. Die eine unentschuldigte Absenz im Zeugnis veranlasst keine Nachfrage. Doch ich habe nicht vergessen, wie man von einem Moment auf den anderen aus dem eigenen Leben fällt. Manchmal, wenn ich aus der Tür trete, fällt mein Blick auf die Hecke, ich denke an die Ameisen und die Fliegen, die den ganzen Sommer und Herbst über hier sind. Einmal noch habe ich mich in den Spalt zwischen Hauswand und Hecke gezwängt, um zu wissen, was das damals war, an jenem Tag, doch der Ort verschloss sich vor mir.

## Entwickeln – stoppen – fixieren

Unsere neue Wohnung machen wir uns ganz zu eigen. Mehrere Tage lang sind wir ein vierköpfiges Unternehmen, und auf Mutters Gesicht lese ich Freude an der Ausnahmesituation, ängstliche Zuversicht. Mein neues Zimmer ist eine Dunkelkammer. Ein Fotograf hat hier seine Bilder entwickelt, jetzt wohnt er im Nebenhaus, in einer größeren Wohnung weiter oben, und wir können deshalb hier einziehen. Eine Ecke des Zimmers ist mit Kacheln abgedeckt, wie in einem Badezimmer. Hier hat der Fotograf Menschen, Landschaften, Gegenstände auf weiß glänzendes Papier gezaubert; entwickeln – stoppen – fixieren, erklärt Simon und deutet mit seinen Händen drei rechteckige, nebeneinander angeordnete Bäder an. Wie die drei Schritte bei Verkehrsampeln, denke ich: gehen – sich beeilen – stehen bleiben. Vor allem aber sollen wir bei Rot nicht gehen, auch nicht, wenn wir kein Auto heranfahren sehen, hat uns Mutter gewarnt, denn wenn ein kleines Kind auf unserer oder der anderen Straßenseite steht und wartet und sieht, dass wir das Rotlicht ignorieren, könnte es unserem Beispiel folgen und auch losrennen – und wenn es überfahren würde, wären wir schuld.

Eine schwarze Farbschicht bedeckt Wände, die Türe, Fensterrahmen und auch die Fenstergläser. Wir kleckern und spritzen, streichen literweise dicke weiße Milch auf die Wände, die Decke, mit zu

Napoleonshüten gefalteten Zeitungsseiten auf unseren Köpfen, das Gratis-Lokalblatt mit den Werbeseiten und den Todesanzeigen und ein paar Seiten aus der von Mutter abonnierten Zeitung, aus dem Wirtschaftsteil, der sie wenig interessiert, ganz im Gegensatz zu den Feuilletonseiten, die sie in ihrem Zimmer vor uns in Sicherheit bringt. Die Dispersionsfarbe landet dennoch in unseren Haaren, setzt sich wie eine Gipsschicht in den Poren und an den Härchen fest, lässt sich mit den Fingern zerbröckeln, aber nur mühsam abwaschen. Gerne möchte ich wie Mutter und meine Brüder eine pelzige Walze in die zähflüssige Masse tauchen und sie über das Plastikgitter ziehen, sodass ein perfektes Rhombenmuster in den flauschigen Lammfellrücken gepresst wird, doch ich muss mit dem Pinsel die unregelmäßigen Stellen, die schlecht zugänglichen Ecken ausbessern.

Wir arbeiten schweigend, die Farbe zwischen Rollern und Wand schmatzt und grunzt. Endlich weichen die Grauschatten. Aber die Fenstergläser sind noch immer lichtdicht zugeschwärzt, wie mit dickem Klebeband. Zum ersten Mal sehe ich Rasierklingen, wie sie wirklich aussehen, ohne Gehäuse eines Halters, nackt, scharf und zugleich zerbrechlich, vor allem in der Mitte, die mit einem scherenschnittartigen Muster durchstanzt ist; biegsam ist die zweischneidige Klinge, wie eine Sprungfeder, ich muss aufpassen, dass das gefährliche Blättchen mir beim Schaben nicht von den Fingern springt, mir oder Simon ins Gesicht, ich kneife die Augen zusammen und bin für einmal froh, dass ich schon eine Brille tragen muss.

Doch eher brechen die alten Glasscheiben, als dass sich die Ölfarbe ablösen ließe. Nur ein Guckloch gelingt uns, wie Kai, der mit seinen Händen und seinem Atem das Fensterglas anwärmt, um die Eisblumen zum Schmelzen zu bringen und zu Gerda im Haus gegenüber sehen zu können, am Anfang des Märchens, bevor ihn die Schneekönigin verhext, wir haben das Märchen im Kindergarten inszeniert, und ich war stolz, weil ich Kai spielen durfte; Kai, Hai, ein glasklarer Name, mit so einem kann man verwegen und frech durch die Welt gehen. Als sich Simon am schwarzen Fenster mit der Rasierklinge schneidet und ein Blutstropfen auf seiner Fingerkuppe wächst, wie wenn von innen her Luft in den dunkelroten Ballon geblasen würde, gibt Mutter die Hoffnung auf, die Fenstergläser müssen ganz ersetzt, neu gekauft werden, Weiterkratzen kommt nicht infrage. Ich will noch nicht aufgeben, aber sie schickt uns weg, wir sollen noch etwas vom Tag haben, ein paar Münzen landen in der Handfläche meines Bruders neben seinem zugepflasterten Daumen, Geld für Achterbahn oder Himalaya-Rund, Simon soll mich an der Hand nehmen, für uns wählen, zum Abendessen sollen wir spätestens zurück sein. Martin auf der gesprenkelten Klapptreppe winkt zum Abschied wie ein stolzer Kapitän von der Brücke.

Durch langwierige Arbeit zugetüncht waren die Wände dieses Kindheitszimmers, abgedichtet mit doppelter Schicht, Weiß über Schwarz, ein lebensgroßes Palimpsest. Wenn man stark genug kratzte, einen Nagel in die Wand schlug oder ein Loch bohrte, kam die frühere Farbschicht zum Vorschein. Ich schreibe jetzt mit Schwarz auf Weiß und die erste Farbe jenes Zimmers wird wieder sichtbar. Das jetzige Schwarz verbindet sich mit dem damaligen Schwarz, die schwarzen Buchstaben krabbeln wie Ameisen auf Weiß hervor. Zuerst ist es nur eine Ameise, dann sind es zwei, drei, vier, die sich zu einer wimmelnden Straße formieren, und ich beobachte, wohin sie sich bewegen.

## Nur vier Kilometer

Mein Zimmer ist auch jetzt wieder das kleinste. Weil ich die Jüngste bin, so die Begründung. Daran werde ich nie etwas ändern können. Ich bin immer die kleine Schwester. Wenn sie mich ärgern wollen, nennen mich meine Brüder „die Nachgeburt". Ich weiß noch nicht, was das ist, sehe keinen Fleischklumpen vor mir, Eihäute, Mutterkuchen, doch die Vorsilbe „nach" lässt mich nichts Gutes vermuten. Und aufgrund der Art und Weise, wie Simon das Wort ausspricht, spüre ich, dass eine Nachgeburt etwas Minderwertiges ist, etwas, was der Geburt eines Kindes nachfolgt, aber selbst keine wirkliche Geburt mehr ist, kein richtiges Kind.

Immerhin besitze auch ich einen Schlüssel zu meinem Zimmer. Die Zimmerschlüssel kommen zum Einsatz, wenn wir uns streiten. Doch Simon und Martin überlisten mich, schließen mich in meinem eigenen Zimmer ein. Als Mutter nach Hause kommt, öffnet sie mir die Türe, sie sieht müde und abgekämpft aus, und ich schäme mich, dass ich mich habe einsperren lassen. Dass sie nicht nach Hause kommen und sich von der Arbeit ausruhen konnte, sondern mich zuerst befreien musste. Nach diesem Tag verschwanden die Schlüssel aller Zimmer der Wohnung. Ich vermute, Mutter hat sie eingesammelt und ab da vor uns gut versteckt gehalten.

Wir räumen unsere Zimmer auf, Mutter fegt mit dem Staubsauger durch alle Räume, wedelt mit der Hand durch ihr Zimmer, wäscht ihren Aschenbecher aus und versteckt ihn im Schrank. Alles muss sauber aussehen wie nie, wenn Großmutter kommt. Dann klingelt es. Natürlich zu früh, sagt Mutter, ich hätte es wissen müssen. Zum ersten Mal erlebe ich Großmutter außerhalb ihrer Umgebung, sehe, wie dick sie ist, welche Mühe es sie kostet, die Treppen hochzusteigen, das große Einmachglas mit der roten Konfitüre, das sie selbst hochtragen will, an die Brust gedrückt; ich drehe mich auf dem Absatz über ihr um, mein Blick fällt auf ihren Kopf, die vielen Nadeln, mit denen sie ihr dunkelgelocktes Haar in Form zwingt. Ihren Kopf kann man nicht streicheln, denke ich. Mutter stellt das breite, mit einem weißen Gummiring luftdicht verschlossene Konfitüreglas in den Kühlschrank, denn sie weiß, dass wir es bereits am nächsten Morgen öffnen möchten. Wir zeigen Großmutter unsere Zimmer, sie bleibt im Gang stehen und schaut, sagt *aha* und *so*, ihr Blick wandert über Boden und Wände, dann setzen wir uns mit ihr in unser Wohnzimmer, sie trinkt mit Mutter Kaffee, für uns gibt es Zitronenlimonade aus der Flasche und Kuchen für alle, den Mutter für diesen Großmutter-Nachmittag in der Konfiserie mit dem eleganten Schriftzug gekauft hat.

Ihre Mutter habe sich nach diesem Besuch in unserer Wohnung, schon auf dem Heimweg, das habe sie ihr am Telefon gesagt, auf eine Bank setzen und weinen müssen, erzählt Mutter später; ihre Stimme klingt dabei genervt und verletzt zugleich, und ich beginne zu ahnen, dass Weinen für sich allein und ein Weinen, über das man redet, je nachdem völlig unterschiedliche Dinge sind.

Ich träume von rosa Flüssigwaschmittel. So wie das im Fernsehen, in der Werbung vor der Sendung mit der orangen Maus, die ich bei der anderen Großmutter schauen darf. Der Mutter unseres Vaters, die wir ab und zu in ihrer vornehmen Wohnung mit Blick über die Stadt besuchen. Die Pfoten einer weißen Katze tapsen über einen Stapel zusammengefalteter Kaschmirpullover und sinken bei jedem Schritt tief ein. Perwoll bedeutet: unvorstellbar weich und flauschig. Fremd und unerreichbar, wie im Märchen – weil Kleider bei uns niemals so sein können. Und Kaschmir steht für: unbezahlbar teuer. Vor allem bei drei Kindern, einem Sekretärinnenlohn und offensichtlich viel zu wenig Alimenten.

Ich versuche die Gesten der strahlenden blonden Perwoll-Frau im Fernseher nachzuahmen, hebe meinen Oberarm und streiche mir langsam mit dem Stoff über die Wange, schließe meine Augen und ahme ihr verzücktes Lächeln nach. Doch statt Glücksgefühl verspüre ich etwas Bohrendes in meiner Brust, ich komme mir lächerlich vor und öffne schnell wieder die Augen.

Bei der Mutter unseres Vaters wird Limonade und Tee aus filigranen Tassen auf passenden Untertellern getrunken. Wir Geschwister sitzen möglichst still nebeneinander auf dem Sofa und versuchen dem Gespräch zu folgen. Es geht „um Politik“, wie sie es nennen, was wir noch nicht verstehen könnten, es geht um unsere Schulen, um Musik. Von Vater wird nicht gesprochen, jedenfalls nicht in unserer Anwesenheit. Die Wände sind bis zur Decke mit Büchern und Langspielplatten und Musiknoten gefüllt, ich kneife meine Augen zusammen, versuche die größten Titelbuchstaben aus der Distanz zu entziffern. Haydn. Beethoven. Mozart. Mendelssohn. J. S. Bach. Mahler. Thomas Mann. Franz Werfel. Dostojewski. Tschechow. Masada. Chagall. In der Mitte des mit Teppichen ausgelegten Parkett-Wohnzimmerbodens steht der glänzende Konzertflügel, in dessen Tasten uns die Großmutter greifen lässt, solange sie dabeistehen kann. Manchmal setzt sie sich neben uns auf den Stuhl mit den Drehknöpfen auf beiden Seiten, zeigt uns die Oktaven, die sich wiederholenden Tastenmuster. Ihre Finger erzeugen auf- und absteigende Perlenketten. Dann beginnt sie eine kleine Melodie zu spielen, und da geschieht es wieder: Der Flügel verwandelt sich, hebt seine Schwingen, sein Klang durchflutet die ganze Wohnung. Das möchte ich auch können.

Als ich einem Lehrer auf seine Frage antworte, dass ich zuerst in S. gewohnt habe, bevor wir nach M. und dann hierher nach A. gezogen sind, meint er: Ah, S. – das ist ja nicht weit.

Wie er das sagt, klingt es, als sei S. sozusagen das Nachbardorf von A. Als sei in A. von S. durchaus noch etwas spürbar, und umgekehrt.

Für mich ist hier aber alles anders. Dass es nur vier Kilometer von hier entfernt ist, wie der Lehrer auf mein Erstaunen hin präzisiert, kann ich nicht glauben.

Ich möchte gerne die weite Wiese wiedersehen, über die ich mit ersten Schritten gewankt bin, das Haus am Hang gegenüber der Feuerwehrgarage, auf deren Vorplatz wir mit anderen Kindern Go-Kart-Rennen fuhren und Indianer und Cowboy und „Versteckis" spielten. Dort griff zum ersten Mal eine kalte Hand nach mir, als ich die anderen nicht fand und zu weinen begann, bis sie sich mir spottend zeigten, mich foppten, mich aufforderten, sie zu fangen, vor mir hin und her rannten, und ich war zu langsam, ich kriegte sie nie zu fassen, bis ich kapitulierte. Ich trottete in Richtung Haus, zur Straße, um auf die andere Seite zu gelangen, da riefen sie mich, ich solle doch bleiben, lockende, tröstende Stimmen, bis ich, noch ein wenig schmollend, mich ihnen wieder zuwandte, und wir begannen ein anderes Spiel.

Ich falte eine Karte auseinander, finde die Straße, in der wir seit Kurzem wohnen, ich messe mit Händen, Fingern die Distanz zwischen A. und S. Eine Handbreit Entfernung von hier aus kenne ich noch die Straßen, um S. herum sind es knapp zwei Finger bekannte Umgebung, doch zwischen den beiden Inseln auf der Karte klafft eine Lücke von vier Fingern, wie in einem schwierigen Puzzle; eine fremde Welt, groß genug, um sich darin zu verlieren. Doch wenn ich mich immer an die großen Straßen halte, wäre es zu schaffen. Ich könnte jetzt mein kleines Fahrrad mit den Stützrädern aufschließen und losfahren, immer auf den Trottoirs fahren. Wäre ich rechtzeitig zurück, bevor es dunkel wird? Ich sollte etwas zu trinken und zu essen mitnehmen. *Geh nie mit einem Fremden. Steige nie in ein Auto von jemandem ein, den du nicht kennst.* Ich fahre wieder mit dem Finger die fast gerade Strecke, eine durchgehende Straße mit mehreren Kreuzungen, entlang. Das Vorhaben fühlt sich wie Ausreißen an, Abhauen. Etwas Verbotenes. Ich schaue durchs Fenster, es ist dunkler geworden, aber es regnet hoffentlich nicht. Nein, die Steine im Hinterhof sind hell und matt. Ich versuche mir die Namen der Straßen, aus denen sich der Weg Stück um Stück zusammensetzt, einzuprägen. Da kommt Simon nach Hause. Und kurz nach ihm Martin und Mutter. Ich habe zu lange gezögert. Jetzt ist es zu spät, um noch aufzubrechen.

Ich habe das Haus in S., wo Vater noch dabei war, auch später nie wieder gesehen. Manchmal frage ich mich, ob es tatsächlich einmal existiert hat. Die Jahre, als er noch mit uns gelebt haben soll, sind in meinem Erinnerungsreservoir versickert.

Schwarz-weiß sind die Tasten des Klaviers, das Mutter mietet, nachdem ich mir mehrmals gewünscht habe, Klavier spielen zu lernen. Sie zahle immer wieder Geld ein, erklärt sie: Und irgendwann einmal wird das Klavier ganz uns gehören. Mutter sagt das, wie wenn ein solcher Zeitpunkt so weit in der Zukunft läge, dass die Wahrscheinlichkeit, ihn je zu erreichen, nicht viel mehr als eine Illusion wäre.

Bist du sicher, dass du Klavier spielen lernen willst?, hat sie mich mehrmals mit Zweifel und Besorgnis in der Stimme gefragt. Sie wollte sicher sein, dass das keine verschobene Schwärmerei, keine „Projektion", wie sie es nannte, und keine Eintagsfliege war, sondern ein fester, bewusster Entschluss, mein ganz eigener Wunsch. Ich sage immer so entschieden wie möglich: Ja. Ich möchte mich selbst überzeugen, auch wenn ich mir nicht in Bezug auf all das sicher bin.

Zwei verschwitzte Männer stellen das Klavier ins Wohnzimmer, und da steht es nun, versehen mit goldenen Lettern, eine prächtige Truhe mit zwei aufklappbaren Deckeln, der man mit aufgespreizten Fingern stolze Töne entlocken kann. Eine Freundin von Mutter bringt mir einmal in der Woche die ersten Übungen bei, C-Dur ist die Tonart, in der alles im Lot ist, einfach, weiß und gerade, ich lerne, die Unterarme in schwebender Waagrechte zu halten, die makellosen, glänzenden Tasten mit nur leichtem Druck anzutippen. Ich übe den Daumen unter den Mittelfinger zu schieben, um eine aufsteigende Tonleiter ohne Holperer zu spielen, und den Mittelfinger über den Daumen springen zu lassen, um wieder zum

Ausgangs-C zu gelangen. Mit diesen Übungen taucht das Instrument aus seinem vornehmen Schweigen auf. Es folgen Dreiklänge, Akkorde links, eine Melodie mit der rechten Hand, *Hänschen klein ging allein in die weite Welt hinein*, ich lerne Arpeggien kennen, die ich sowohl wegen ihres sehnsüchtigen Klangs wie auch wegen des Klangs ihres Namens liebe, ich spiele Arpeggien durch die ganze Breite der Tastatur vor mir, von den tiefen Orkantönen bis zu den leicht scheppernden ganz rechts außen, und ich kann es kaum erwarten, die edlen schmalen, leicht erhöhten schwarzen Tasten einbeziehen zu dürfen.

Das Tonsystem erweitert sich Schritt für Schritt zu einer sich nach unten und nach oben windenden, unendlichen Spirale, das schlichte, gerade C-Dur weicht Eindunkelungen, Disharmonien, unaufgelösten Klängen, in die ich meine Ohren tauche, immer ungeduldig mit der Fertigkeit meiner Finger kämpfend, die meinen Vorstellungen der Klänge hinterherhinken. Der Abstand zur perlenden Vision eines Übungsstücks, wie es mir die Klavierlehrerin vorgespielt hat, ist entmutigend und spornt mich gleichzeitig an. Wenn ich übe, klingt es nach einigen Wiederholungen besser, doch ich bezweifle, dass ich je ihre Perfektion erreiche. Diese scheint mir nicht durch graduelle Annäherung mit Fleiß zu erarbeiten, sondern nur mit dem Schritt mitten durch eine unsichtbare, aber massive Glaswand erreichbar zu sein. So spielen zu können, ist ein anderer Zustand, ein anderes Leben.

## Handgelenk-mal-Pi

*Name des Vaters* steht in der obersten Zeile auf dem Formular, gefolgt von einem fordernden Doppelpunkt. Klein gedruckt, sodass Platz für den Namen ist, den man hier von Hand eintragen soll. *Beruf des Vaters* heißt es weiter unten. Ich bringe das Blatt nach Hause. Mutter trägt in die oberste Zeile ihren Namen ein. Schreibt unter *Beruf des Vaters*: Sekretärin und Lehrerin. Ich erschrecke: Darf man das?

Sie sagt: Ich bin die Erziehungsberechtigte, das Familienoberhaupt. Das ist schon richtig so.

Ich aber glaube ihr nicht ganz, vielleicht ist das wieder ihre Art, sich um gewisse Regeln zu foutieren, und ich muss mich dann schämen.

Schweizer sind autoritätsgläubig, hat sie kürzlich geschimpft.

Autoritätsgläubig?, habe ich gefragt.

Sie machen, was man ihnen sagt, ist ihre Erklärung.

Schon hat sie das Formular fertig ausgefüllt und reicht es mir über den Tisch. Ihre Schrift ist sorgfältig gesetzt, fast wie gemalt, mit exakt gleichen Abständen von den Kästchenlinien, die Buchstaben in regelmäßigen Abständen. Ich versorge das Blatt sorgfältig in einem großen Heft und hoffe, dass Mutter alles richtig gemacht hat.

Am nächsten Tag sammelt der Lehrer die Formulare ein. Bei meiner Sitznachbarin steht zuoberst ein Männername, ganz wie es sein soll. Ich halte die Hand über den Kopf meines Formulars, sodass sie so wenig wie möglich davon lesen kann. Der Lehrer kommt zu mir, nimmt das Blatt entgegen, stutzt einen Moment, dann streift mich sein mitleidiger Blick, er murmelt etwas, schüttelt den Kopf, geht aber schließlich weiter, und ich sitze auf meinen eiskalten Händen, um sie anzuwärmen.

Bei Mutter geht alles schnell. Atemlos. Das Kochen, das Nähen, das Stricken, das Putzen, das Aufstehen am Morgen, das Aufschneiden von Dosen (deren Deckeloberflächen vorher gründlich gereinigt werden müssen, sonst verschlucken wir unbekannte Bakterien), das Öffnen von Briefen (mit unter die Lasche gestecktem Zeigefinger, auch wenn die Kuverts dabei zerfetzt werden und Mutter sich öfter an einer scharfen Papierkante schneidet).

Als alleinerziehende Mutter mit drei Kindern hat sie keine Muße. Wenn sie näht, schneidet sie den Stoff mit einem kurzen Schnitt an, nimmt ihn in ihre kräftigen Hände und reißt ihn mit einer raschen, heftigen Bewegung bis zur anderen Seite durch. Der Riss ziehe sich entlang zweier Fäden und bleibe in dieser einmal eingeschlagenen Bahn, erklärt sie mir, als ich protestiere: Die Trennlinie verlaufe dann wirklich ganz gerade, was mit einer Schere ungleich schwerer zu erreichen sei. Ich mag das grelle Geräusch nicht und halte mir die Ohren zu, wenn sie wieder einen Teil des Stoffes zwischen ihren Händen hochhält und straff zieht, um die Fäden aufplatzen zu lassen. Schlimmer ist nur das Heulen des Staubsaugers: ein schiefer Dreiklang, der sich zu einem unerträglichen Kreischen verzieht, wenn etwas die gierige Öffnung des Rohrs verstopft. Als wehrte sich jemand dagegen, in einen tiefen Schlund gezogen zu werden.

Du musst nicht so lange abmessen, sagt sie mir, wenn ich ihr in der Küche helfe und langsam das Wasser in den Messbecher laufen lasse, bis die entsprechende weiße Linie erreicht ist: Das macht man Handgelenk-mal-Pi. Schau: So. Man schüttet so viel hinein, wie dem Gefühl nach richtig ist. Handgelenk-mal-Pi bemisst sie die nötige Menge Butter, Handgelenk-mal-Pi schüttet sie Mehl für den Teig in die Schüssel, Handgelenk-mal-Pi-Zeit gibt sie dem Kuchen, im Ofen aufzugehen.

Ich sehe ihre immer warmen Hände mit den von violetten Würmern überzogenen Rücken und den aufgesprungenen Fingerkuppen, gehalten von kräftigen Handgelenken, die keine Ruhe kennen, sich ständig drehen und wenden, und ich begreife, dass das eine mathematische Aufgabe wäre. Pi ist für mich ein geheimnisvolles Wort. Ich kenne den Namen der unendlichen Kreiszahl noch nicht, weiß noch weniger von offenen Fragen der Normalität oder dem *Infinite-Monkey*-Theorem, ich beobachte nur staunend die Handgelenke meiner Mutter und denke, dass sie, so flink, wie sie sich bewegen, in jedem bestimmten

Arbeitsgang die präzise Vervielfachung vollbringen, um die richtige Menge einer Zutat zu bestimmen. In der Küche ist sie eine Zauberin, ungeduldig und blitzschnell, und Handgelenk-mal-Pi ist ihr ganz persönlicher Spruch für die magischen Vorgänge auf dem Herd und im Backofen.

Auch Bücher liest Mutter schnell. Sie blättert Seite um Seite hastig um, als befürchte sie, dass ihr jemand das Buch wegnehmen könnte. Gemütlichkeit ist Luxus. Und den, verstehe ich, können wir uns nicht leisten.

Ping, Pling und Plong sind drei junge Frösche, deren Eltern gestorben sind; sie ziehen aus, gehen auf Reise, damit ich sie immer neue Abenteuer bestehen lassen kann. Sie sind richtig grasgrüne Grasfrösche, mit einem dunklen Strich, der sich ihrem Bauch entlang und genau über ihre Augen zieht. Und meine Frösche Ping, Pling und Plong können nicht nur quaken, sondern auch sprechen. Einmal werden sie von einer Schlange gefressen, doch auch das überleben sie, denn Schlangen verschlingen ihre Beute lebend und ganz, so wie die Boa den Elefanten im *Kleinen Prinzen*.

Null – Null – Null – Null

Mutters Hand fährt die Schalter am Gasherd ab, rüttelt kurz an jedem, um auch ganz sicher zu sein, dass alle in der richtigen Schräglage eingerastet sind. Nullnullnullnull, flüstert sie konzentriert und leise.

Vier eingekerbte Pfeile müssen auf leere Kreise zeigen. Auch wir kontrollieren den Gasherd, versichern ihr, dass er ausgeschaltet ist. Dann dreht sie den Gashahn noch einmal auf und wieder fest zu.

Jetzt können wir gemeinsam die Wohnung verlassen. Doch unten an der Haustüre zögert sie, holt die Schlüssel wieder hervor. Haben wir nicht vergessen, den Herd zu kontrollieren? Schon dreht sie sich um, kehrt in die Wohnung zurück.

Vier Mal die Null, doppelt geprüft.

Ihr wisst, was sonst passieren könnte, warnt sie uns.

Als wir an der Tramhaltestelle stehen, muss sie unbedingt noch einmal zurück.

Mutter zieht den Kartoffeln die fleckige Haut ab, die nackten gelben Knollen landen im Wasser. Platschplatschplatsch, wieder einmal ist sie in Eile. Schon dreht sie den Topf zu, er landet auf den blauzüngelnden Flammen. Öl in die Bratpfanne, Zwiebeln, Salz, Pfeffer. Der Topf zischt wütend, Mutter reißt das Fenster auf.

Ich stehe so weit wie möglich vom Herd entfernt, drücke meine Schultern an die kalte Wand in der schmalen Küche, meine Augen auf das steigende Ventil gerichtet. Der erste rote Ring erscheint, dann der zweite, der dritte – höchste Gefahr. Mama! Der Dampfkochtopf kann jetzt jeden Moment explodieren, das weiß ich von ihr. Ich sehe schon, wie der

Deckel ein Loch in die Küchendecke schlägt, brühend heißes Wasser regnet auf uns herab, Kartoffeln sausen geschossartig auf uns herunter. Verbrennungen ersten Grades, die Küche verwüstet. Mama!

Da nimmt sie den Topf vom Feuerkreis, der gierig aufflackert, lässt Wasser über den Deckel fließen. Ein fauchender Drache steht in unserem Spülbecken. Kein freundlicher Fuchur, kein hilfloses Urmel, kein aufgeblasener Gurkenkönig, sondern ein unbarmherziges, Jungfrauen verschlingendes, wildes Tier. Ich ducke mich und versuche doch tapfer zuzuschauen, wie er unter dem Wasserstrahl noch einmal aufschnaubt. Dann beruhigt er sich langsam und fällt – plopp – in sich zusammen, saugt die roten Ringe nach innen, wie ein Frosch, der sich seiner Beute versichert. Mutter umfasst die Griffe des Topfs und dreht die beiden Hälften mit einem entschiedenen Ruck auseinander, als breche sie ihm das Genick.

Den offenen, noch dampfenden Topf stellt sie auf den Steinboden neben die Stromdose im Flur und reicht mir den Stabmixer. Ich berühre ihn kaum und er jault auf, schlägt seine Zähne in die Kartoffeln. Die unförmigen Kartoffelkörper zerbersten, mischen sich mit dem schäumenden Wasser, ich zerstampfe alles zu Brei und spüre meine Finger. Den Mixer nie vorne berühren, hat Mutter gewarnt.

Ich entferne den Stecker aus der Stromdose, drücke noch ein, zwei, drei Mal auf den Schalter. Strom versteckt sich nämlich gerne noch im Mixer, wenn die

Zufuhr bereits gekappt ist. Doch die Schneidmesser geben keine letzten Zuckungen von sich. Vorsichtig ziehe ich den Messeraufsatz ab, umkreise den Mixerkopf mit der Zunge, schlecke die warme, süßliche Masse in mich hinein. Ganz wohl ist mir nicht dabei, denn ich bin nie ganz sicher, ob der Mixer sich eines Tages nicht doch wieder von selbst einschaltet.

*Die gerettete Zunge* heißt eines der Bücher in Mutters Büchergestell. Ich weiß nicht, wovon es handelt, aber ich stelle mir vor, dass das vielleicht etwas mit dem Mixer zu tun hat oder auf jeden Fall mit dem, was passieren kann, wenn man nicht gut genug aufpasst, dass etwas geschehen könnte, wovor man gewarnt worden ist; eines Tages möchte ich das Buch lesen, denn Mutter liebt es sehr. Genauso wie die Bücher, die alle auf demselben Regal im Wohnzimmer stehen. *Die Glasglocke* heißt eines, andere *Wunschloses Unglück, Der stumme Frühling, Dunkler Frühling, Malina, Hand an sich legen, Die verlorene Ehre der Katharina Blum, Das Herz ist ein einsamer Jäger, Brief an ein nie geborenes Kind, Der Tod eines Bienenzüchters.* Zusammen verweben sie sich in meiner Vorstellung zu immer neuen Bildern und Geschichten.

Der süße Brei, in dem noch kleine Kartoffelstückchen zum Vorschein kommen, weil ich nie alle finde, kommt schließlich auf unsere Teller, wo wir mit ihm Landschaften entwerfen, Seen ausheben und zubaggern, mit unseren bis zu den Griffen eingebreiten Löffeln herumfuhrwerken und diese zu voll beladenen

Katapulten umfunktionieren, die wir drei Geschwister gegen uns richten, in wechselnden Kampfkonstellationen. Zuerst zielt Martin auf mich, dann muss er sich gegen Simon verteidigen, ich nutze die Gelegenheit seines Abgelenkt-Seins, um schweres Geschoss gegen beide vorzubereiten, doch plötzlich, bevor Mutter eingreifen kann, landen zwei gelbe Matschbälle in meinem sorgfältig gegrabenen tiefen See und verteilen die dunkelbraune Flüssigkeit in der Form eines bizarren Sterns auf meinem T-Shirt.

## Keine Rose ohne Dornen

„Sozialbauten" nennt Mutter die Siedlung, in der wir wohnen. Zwischen den zweistöckigen Häusern, wo andere Frauen mit ihren Kindern leben und nur ein paar wenige Familien mit Vätern, gibt es kleine Wiesen, Bäume und Sandkästen. Mein Proviant ist roher Fenchel, worüber sich die Kinder der Nachbarschaft wundern. Den kühlen Anisgeschmack auf meiner Zunge liebe ich, beiße ein extragroßes Stück ab, ziehe die dicken grünen Fäden aus den Fleischblättern.

Ich grabe mit meinen Händen nach dem feuchten Sand auf dem Grund des Kastenvierecks, denn der ist formbar, mit dem kann man Burgen mit Zinnen und Straßen bauen. Zu den ausgemusterten Autos aus den Sammlungen meiner Brüder erfinde ich die passenden Motorengeräusche. Wenn mehrere Kinder mitspielen, besuchen wir uns gegenseitig in unseren Festungen. Dann aber fangen wir mit dem Bombardement an. Der Krieg weitet sich schnell über den Rand des Sandkastens aus.

Mit Puppen weiß ich nichts anzufangen. Die mag man nicht umarmen, die fühlen sich kalt an, schauen einen mit klappernden Augen an, wollen ständig umgezogen werden und strecken die Arme steif von sich.

Mutter bringt uns bei, wie man richtig schön isst, mit Gabel in der linken Hand, Messer in der rechten, Ellbogen nicht auf den Tisch und schon gar kein

Schaukeln mit dem Stuhl. Sie zeigt uns, wie man Salat, Suppe, Spaghetti isst. Damit ihr wisst, wie man das macht. Hier, wenn wir unter uns sind, müsst ihr natürlich nicht so essen.

Wir haben es schnell kapiert, dann hören wir aber wieder mit diesem Theater auf. Hier bei uns kann man so essen, wie man das tut, ohne lächerliche Steifheit; das So-tun-als-ob ist für draußen. Es macht keinen Sinn, dass wir uns selbst etwas vorspielen.

Mutter überquert mit mir eine Straße. Ein Fahrradfahrer nähert sich.

Sind wir zu früh losgegangen?, fragt sie mich: Wegen uns muss er einen Vollstopp reißen und fällt vom Rad.

Nein, sage ich, er ist bereits hinter uns durchgefahren.

Um sie zu beruhigen, möchte ich ihr den Fahrradfahrer zeigen, das ist immer der unschlagbare Beweis. Doch er ist verschwunden, wahrscheinlich um die nächste Hausecke gebogen.

Bist du sicher?, fragt Mutter verunsichert und blickt die Straße hinauf und hinunter: Wir hätten warten sollen. Ich glaube, er ist wegen uns umgefallen.

Aber nein, sage ich, es ist nichts passiert.

Vielleicht glaubt mir Mutter jetzt doch, denn sie wirkt ein wenig erleichtert.

Das Klavier kostet jeden Monat. Doch der sonore Klang der hellen, tropfenförmigen Filzschläger auf die mit Gold umwickelten Saiten beruhigt mich. Ich türme die Töne aufeinander, horche in die Gewitterwolken hinein, ich entdecke den Effekt des Hallpedals, lange bevor ich es technisch an den richtigen Stellen einsetze, ungeduldig und neugierig wie der Lehrling, der in Abwesenheit des Meisters erprobt, was er noch nicht beherrschen kann. Sehnsüchtig blättere ich im Übungsbuch weiter nach vorne, kann es kaum erwarten, die ersten richtigen Musikstücke zu spielen, die mit den Namen der Komponisten rechts über der ersten Notenlinie.

Zu meinem zehnten Geburtstag erhalte ich von Mutter ein Poesiealbum. Noch steht nichts drin, es ist ein Buch mit leeren weißen Seiten in einem bordeauxfarbenen Kunstlederumschlag, ein goldenes Tulpenmuster ziert die Ränder. Vom hinteren zum vorderen Buchdeckel reicht ein breites Band mit Metallzähnen am Ende, die man in die Aussparungen des Schlosses drücken kann, um anschließend den dünnen goldenen Schlüssel umzudrehen, dann ist alles ganz geheim. Mutter empfiehlt mir, den Schlüssel immer am selben Ort aufzubewahren, sonst würde ich ihn bald nicht mehr finden, und dann müsse man das Band durchschneiden.

Ich überlege mir genau, wem ich das Album geben werde, in welcher Reihenfolge. Mutter malt ein richtiges Bild, orange-hellviolette Äste eines Winterbaums, die in den Himmel wachsen. Daneben schreibt sie: *In Liebe, Deine Mama*. Ich bin enttäuscht, das ist doch kein richtiger Spruch. Da nimmt sie einen blauen Filzstift und schreibt oben auf die Seite, an den Rand gequetscht, weil dafür nun eigentlich kein Platz mehr ist: *Willst du glücklich sein im Leben, trage bei zu andrer Glück / Denn die Liebe, die wir geben, kehrt ins eigene Herz zurück.*

Jetzt bin ich zufrieden.

Simon zeichnet einen Fußballer seiner Lieblingsmannschaft, erkennbar am Trikot; er schießt gerade ein Tor. *Schnauz und Bart / von Eduard.* Er macht sich wieder einmal lustig über mich, doch ich finde, der Fußballer ist ihm ganz gut gelungen. Martin druckt mit Linolschnitt eine rote Rose auf das Papier: *Keine Rose / ohne Dornen.* Großmutter schreibt auf die linke Seite: *Zwischen heut und morgen liegt eine lange Frist, lerne schnell besorgen, da du noch munter bist*, und zeichnet mit Sorgfalt das bekannte Tor unserer Stadt in Rosarot daneben; es sieht aus, als platze es gleich aus der Seite heraus. Großvater zeichnet nicht selbst, sondern klebt große vierblättrige Kleeblätter aus dünnem, dunkelgrün glänzendem Karton ein und schreibt dazu, auf die dünnen Bleistiftlinien, die er in millimetergenau abgemessenen Abständen waagrecht über das Blatt gezogen hat: *Warum denn in die Ferne schweifen; / sieh, das Gute liegt so nah / Lerne nur das Glück ergreifen, / denn das Glück ist immer da.*

Leider schreibt eine Verwandte mit schwarzem Filzstift auf die nächste Seite ihren Albumspruch, die Schrift drückt durch und Großmutters Zeichnung ist nicht mehr gut zu erkennen. Um das in Zukunft zu vermeiden, schreibe ich groß auf die erste Seite meines Albums: *Immer eine Seite auslassen! Vielen Dank. Sehr wichtig!*

Der Onkel, der in seiner Freizeit viel malt und auch in Galerien ausstellt, zitiert Fontane und zeichnet mit Tusche einen melancholischen Frühlingsast. Claudia, die in der Schule neben mir sitzt, kopiert den Kopf von Mickey Mouse und den Elefanten Babar mit wackligen Strichen aus einem ihrer Comichefte. Petra aus meiner Klasse hat zwei Indianer gezeichnet, einen auf einem Pferd, der andere steht daneben und hält die Zügel. (Wir waren Indianer und schlossen mit kurzen, aber dennoch schmerzhaften Nadelpiksern in unsere Fingerkuppen Blutsschwesternschaft, fast wie Winnetou und Old Shatterhand.) Und ein Mädchen, mit dem ich manchmal von der Schule nach Hause gehe – ein kurzer Weg, immer die gleiche Route –, hat nicht einfach ihren Namen unter den Albumspruch *Wo Menschen sich freuen, freue dich mit*, gesetzt, sondern hinzugefügt: *Deine zweitbeste Freundin*. Daran ist dieses blöde Spiel schuld, das jemand in der Klasse eines Tages begonnen hat: Es besteht darin, eine Reihenfolge der Freunde und Freundinnen festzulegen. Ich habe ihr gesagt, sie sei meine zweitbeste Freundin. Dabei weiß ich gar nicht, wer meine beste Freundin ist, ich habe gar keine. Pia Pizzino – was für ein Name!, ich möchte auch so einen – ist ein sanftes Mädchen mit einem bronzenen, ebenmäßigen Teint und einer perfekten Topffrisur. (Was sie wohl heute tut? Ob sie eine stattliche Mamma geworden ist, eine clevere Businessfrau, eine selbstbewusste, unabhängige Frau?)

Jetzt wollen auch andere aus der Klasse in mein Poesiealbum schreiben, und ich lerne, wie es ist, wenn man etwas zu bieten hat. So gibt es in meinem Poesiealbum bald auch Einträge von Schülerinnen und Schülern, die ich kaum kenne, und das ist, wie wenn einem einer die Kappe vom Kopf reißt und sie einem anderen zuwirft und der wieder einem anderen, sodass man keine Chance hat, die Kappe selbst zurückzuholen, jeder will einmal. Als ich das zur Hälfte volle Album zurückerhalte, stelle ich es in mein Büchergestell, rühre es nicht mehr an.

## Zora und Pippi

Fernsehen macht dumm, sagt Mutter, und wir dürfen deshalb nur wenige Sendungen und Filme sehen. Lieber ermuntert sie mich zum Klavierspielen und zeigt mir, was ich lesen soll. Mickey Mouse, Donald Duck, der Naphthalin naschende Gamma, der ganze Berge von Sachen aus seinen Shorts fischt, nur meist nicht das, was er gerade dringend braucht, das alles ist „Schund“ und „schlechte Literatur“, sie schickt mich stattdessen mit den Schwarzen Brüdern nach Mailand, mit Tom Sawyer auf Schatzsuche, mit dem dicken Karlsson und seinem Rückenpropeller über die Dächer Stockholms. Und dann gibt es diesen knallgrünen Lollipop, Geschmack Waldmeister, der, hauchdünn geschleckt, Wünsche zu erfüllen vermag.

Die rote Zora und Pippi Langstrumpf sind meine heimlichen Schwestern. Ich stelle mir vor, wie ich Pippi-Kräfte entwickle, wenn Martin und Simon auf mich losgehen; ich könnte sie aufs Dach heben. Ich lasse die Fäuste vor meinem Bauch kreisen, wie eine dieser schweren Tunnelbohrmaschinen, mit der sie die Straße durch den Gotthard-Berg geschlagen haben. Ich flechte meine Haare zu zwei Zöpfen, doch sie wollen einfach nicht waagrecht von meinem Kopf abstehen und rot sind sie auch nicht. Doch immerhin habe ich grüne Augen – Katzenaugen, sagt Großmutter.

Bei meiner Zwillingsschwester stehen die Zöpfe sicher ab, wenn sie sie flicht, wie bei Pippi.

Ich stelle mich vor Mutters Büchergestell und lese alle Wörter, die ich sehe. Ihre Lieblingsautorinnen heißen Ingeborg Bachmann, Sylvia Plath, Virginia Woolf, Unica Zürn, Heinrich Böll. Dafür bist du noch zu klein, sagt Mutter und gräbt ihre alten Kinderbücher aus: *Vreneli*, *Theresli*, *Christeli*, *Die sechs Kummerbuben*. Mehrere Zentimeter dicke Bücher, wie ich es liebe, aber mit seltsam steifen, gewellten Seiten. Ich muss ganz schnell größer werden. Später gibt sie mir *Die Kinder von Nr. 67*, das ist schon besser, die Treppenhäuser bei Paul und Erwin in Berlin sehen aus wie unsere, mit den Toiletten außerhalb der Wohnungen, zwischen den Stockwerken, kleine, im Winter oft sehr kalte Quadrate, in die man sich auch einschließen kann, um zu weinen, ohne dass es jemand hört.

Erst als ich längst erwachsen war, als Mutter starb, begriff ich, welche Gemeinsamkeit die Autorinnen Bachmann, Plath, Woolf und Zürn verbindet. In Mutters Büchergestell war eine Art weiblicher Gegenkanon zu de Sade, Hölderlin, Nietzsche, Artaud versammelt.

Auch *Die linkshändige Frau* steht im Gestell, ein packpapierfarbener, schmaler Band mit der Zeichnung eines Stiers vorne auf dem Umschlag. Ich meine schon früh zu wissen, warum Mutter dieses Buch besitzt – sie ist selbst Linkshänderin. Ihr Lehrer hat ihr die Linkshändigkeit aberzogen und deshalb kann sie heute auch mit rechts schreiben. Doch seit sie wieder selbst entscheiden dürfe, sagt sie, benutze sie nur noch die linke Hand.

Ich versuche mit der linken Hand zu schreiben, doch die Buchstaben sind kaum lesbar, ungelenk, als sei ich wieder vier Jahre alt, meine linke Körperhälfte fühlt sich taub an. Zum Glück muss die linke Hand in den Klavierstücken, die ich spiele, oft nur Begleitakkorde drücken, während die Melodie in der Rechten liegt.

Mutter kann sowohl mit der rechten als auch mit der linken Hand schreiben; sie hat zwei rechte Hände. Doch die Buchstaben und Zahlen unter ihren Händen flimmern durcheinander. Manchmal schleicht sich irgendwo ein Buchstabe ein oder einer wechselt noch ganz schnell seinen Platz, verunsichert, wo er hingehört. Und wenn sie sich Telefonnummern diktieren lässt, muss sie nachfragen, um sich zu vergewissern, dass sie sie fehlerlos notiert hat, sie wiederholt die Ziffern einzeln, einundvierzig ist vier-eins, dreiundfünfzig schreibt man fünf-drei. Immer wieder befürchte ich, dass meine Finger beim Klavierspielen ohne Vorwarnung ebenso durcheinandergeraten könnten wie die eines verwirrten, strauchelnden Tausendfüßlers.

Dass die weibliche Hauptfigur in Handkes Roman gar denselben Namen wie meine Mutter trägt, ist indes eine späte Entdeckung. Weil das Buch ihr so wichtig war, habe ich lange nicht gewagt, es aufzuschlagen und zu lesen – als fürchtete ich, zu viel über sie zu erfahren und doch zu wenig und dann enttäuscht zu sein. Als könnte durch das Lesen des Buches etwas enthüllt und entzaubert werden, dem ich mich anzunähern versuche, was aber letztlich unerklärlich bleibt, bleiben muss. Ich wünsche mir, ein solches Wiedererkennen im Geschriebenen wäre möglich: dass ich über eines ihrer Bücher in ihre Welt eintreten und daran teilhaben könnte. In diesem fiktiven Raum versuche ich ihr nahezukommen, über die Gedanken und Stimmungen in Büchern und in Liedzeilen. Doch so eng Parallelen auch nebeneinander verlaufen: Erst weit hinter dem Horizont, in einer unsichtbaren Zone, sollen sie sich aufeinander zubewegen und vielleicht sogar berühren.

Mutter besitzt eine Schreibmaschine, die ich nur benutzen darf, wenn sie zu Hause ist; sie erledigt oft auch noch abends Arbeiten fürs Büro oder schreibt lange Briefe, an wen, weiß ich nicht, denn ich habe nie gefragt. Ich darf mich an Mutters Tisch in ihrem Zimmer setzen, sie stellt den olivgrünen Koffer auf den zentimeterdicken grauen Filz und lüftet den Deckel wie eine Haube, zieht sie über die stufenweise aufsteigenden Tasten nach hinten. Mutter hilft mir, ein Blatt weißes Papier exakt senkrecht einzuspannen, sodass es nicht von den Zahnrädern der Walze an einem der Seitenränder zerfetzt wird, sie überprüft die

Position des zwischen zwei metallenen Rädern aufgespannten Stofffarbbandes, schiebt es hin und her, bis ihre Fingerspitzen voller schwarzer Tinte sind; sie gibt mir ihr Okay und geht in die Küche, um ihre Hände mit der harten Seite des Schwamms zu scheuern.

In der muschelförmigen Vertiefung warten die eng nebeneinanderliegenden Metallstäbe mit ihren Buchstaben-Reliefs wie Rennhunde in ihren Startboxen. Die Arena steht bereit. Ich halte den Rücken gerade und mache ein ernstes Gesicht, wie Mutter, wenn sie tippt; doch wenn ich Wörter schreiben will, die man lesen kann, rattert die Maschine nicht, sondern macht nur tack, tack, tack, mit unterschiedlich langen Pausen dazwischen, in denen ich über der Tastatur kreise, und wenn ich beim Sturzflug nicht auf den ovalen Tasteninseln lande, schnappen die kantigen Metallhebel im verschatteten Untergrund nach meinen Fingern. So dauert es lange, bis eine Linie mit Wörtern gefüllt ist, ein warnendes Klingeln ertönt und drei Zeichen später die Walze gestoppt wird. Dann fallen die Stäbe übereinander wie Menschen, die auf einen einzigen Ausgang hindrängen. Die gekrümmten, ineinander verhedderten Metallkörper muss ich vorsichtig voneinander lösen, um sie nicht zu verbiegen. Dann halte ich die Luft an und ziehe mit Entschlossenheit am Hebel außen an der Walze, um die Blockade aufzuheben; der schwarze Zylinder schießt nach rechts, die Wucht des Aufpralls erschüttert den ganzen Tisch. Ich lese die Buchstabentasten, sehe *WERT* und *ZU*,

*A-S-D* in der zweiten Reihe links ergibt in veränderter Reihenfolge *DAS*, *F-G-H* folgen wie im Alphabet, auch *K-L*, doch der Rest sind durcheinandergewürfelte Buchstaben wie in einem Scrabblesack, die erst einen Wert offenbaren, wenn sie zu Wörtern kombiniert werden können.

Schreibmaschineschreiben braucht viel Kraft und volle Konzentration. Wenn ich tippe, zucken die einzelnen Stäbe wie Spinnenbeine aus der Reihe und schlagen mit dem verdickten Ende auf den Schlitz in der Mitte, der einen nur schmalen Durchblick auf das Papierweiß gewährt; während der Stab wieder zurückschnellt, verschwindet das soeben aufgedruckte Zeichen um eine Buchstabenbreite nach links. Während ich eine Taste fest niederdrücke, damit der Buchstabe gut lesbar auf dem Papier zu sehen ist, versuche ich, die Bewegungen in dem silbernen Kranz zu beobachten; das gelingt mir selten, weshalb der Entstehung eines Wortes, der Bannung eines ganzen Satzes auf das Papier immer die Unerklärlichkeit eines magischen Vorgangs innewohnt.

Im Klavier warten die Saiten geduldig darauf, von den Filzhämmern angeschlagen zu werden, hier ist es umgekehrt. Viele kleine Auf-, Ab- und Seitwärtsbewegungen erfolgen beim Schreiben eines Wortes in immer gleicher choreografischer Abfolge, die Federn hinter den Buchstabenstäben werden aufgespannt und ziehen sich schnell wieder zusammen. Die Schreibmaschine ist ein Zauberkoffer, in dem die wackligen

Striche, Kurven und Rundungen von Hand geschriebener Buchstaben verschwinden, um als regelmäßige Perlenkette wieder aufzuscheinen; ein Schlag nach dem anderen auf die richtigen Tasten und sie erscheinen als klar gesetzte Reihen auf Augenhöhe vor mir, das Schwarz scharf ins Weiß gemeißelt. Ich drücke auf die Taste *A* und nochmals *A*, ein kurzes, trockenes Knallen, *B*, *C*, 26 Tasten sind es und *äöüç*, mit denen ich alles schreiben kann, was ich schreiben will – und je schreiben werde, ein Setzkasten für die Verwandlung der Welt. Die waagrechten Buchstabenreihen sehen fast so aus wie in den Büchern, die richtige Geschichten erzählen. Sie sind Linien am Horizont, die sich, wenn ich mich nähere, als Buchstabenzaun zu erkennen geben, durch den ich schlüpfen kann; meine Haut streife ich an ihm ab. Wenn ich Sätze in Mutters Schreibmaschine tippe, ist es, als ob Bücher, die ich lese, gerade vor meinen Augen entstünden. Die Buchstaben sehen mich an, sehen in mich hinein, und ich sehe die Bilder, die sie wachgerufen haben, zwischen ihnen aufsteigen. Sie flüstern Gedanken, über die ich mit niemandem rede.

Trotz der Anstrengung liebe ich das Tastenschlagen, die Maschine setzt verlässlich Buchstabe an Buchstabe, meine Finger prägen sich langsam die Positionen der Tasten ein. Ich schreibe ein Gedicht aus dem Schullesebuch ab, Wort für Wort, bis jeder Abstand, jeder Buchstabe stimmt: *Das Brünnlein im Hofe … es rinnt und es plätschert immerzu, immerzu.*

Irgendwann ist das Hämmern zu viel, zu laut; die Zaubermaschine wird von dem schweren Kofferdeckel verschluckt und in Mutters Schrank unter die hängenden Kleider gestellt. Ich muss wieder von Hand schreiben, was lächerlich aussieht, so gar nicht erwachsen wie die gestanzte Schrift, die Ordnung auf dem Blatt und in meinem Kopf schafft. Die Buchstaben, die ich mit Bleistift oder Füllfeder auf ein Blatt schreibe, spannen keinen Horizont auf; sie wehren sich gegen Zauber und Verwandlung, sind einfach nur ein paar launische Buchstaben, tanzen mir aus der Hand, rutschen und krabbeln in alle Richtungen über die Linien, schlängeln sich davon und lassen mich mit mir allein zurück.

## Loch im Kopf

*Lass dich nicht unterkriegen, sei frech und wild und wunderbar*, sagt Pippi Langstrumpf. Ich will es sein. Ich kann mit meinen Händen ohne Probleme auf den Klaviertasten eine Oktave greifen, sogar noch fast einen Ganzton weiter, und ich bin stark wie ein Junge, ich kann mich wehren, ich habe keine Angst. In der großen Pause rennen wir zur breiten Steinbank am Rande des Schulhofs. Vor den zwei kurzen Enden stellen sich die Schüler in eine Reihe, außer mir sind es nur zwei Mädchen, die mitmachen. Immer tritt einer gegen einen an, sie ringen, bis der eine im Zweikampf zuerst das Gleichgewicht verliert; er scheidet aus, während der andere so lange oben auf der Bank bleiben darf, bis er in einem der nächsten Duelle unterliegt. Der blonde, schlaksige Alain tritt mir grinsend entgegen, herablassend ruhig. Ich packe ihn, er zerrt an meinem Arm, ich drücke und stoße, wir verkeilen uns ineinander. Um uns ein Geschrei, das immer lauter wird. Ich bekomme keine Luft mehr, meine Augen brennen, ich schlage wütend um mich und trommle mit den Fäusten auf Alains Brust ein – eine im täglichen Kampf gegen meine Brüder bewährte Strategie, die mich heute zusehends in einen Unbesiegbarkeitsrausch versetzt. Alain ist von meinem heftigen Angriff überrumpelt, er verliert das Gleichgewicht, taumelt nach hinten, kippt von der Bank. Ich bin über das abrupte Ende des Kampfes erstaunt, kann zuerst gar nicht glauben, dass ich die Siegerin bin, doch dann strecke ich meine Arme in die Luft, stoße einen rauen Triumphschrei aus. Alains Füße landen auf dem Beton, doch er bekommt keinen festen Tritt auf den Boden, stolpert wie in Zeitlupe ins benachbarte Steinbeet, strauchelt, fällt. Und bleibt reglos liegen. Alain?, ruft ein Junge. Alains Gesicht ein leuchtender, schneeweißer Fleck zwischen den dunkelgrauen Wölbungen, seine Arme in dem geringelten Pullover wie die angewinkelten Beine einer Biene. Im Hell seiner Haare wächst ein dunkelroter Fleck. Alain!, rufen sie. Er hat sich am Kopf verletzt, sagt der Abwart, der herbeigeeilt ist. Er hat ein Loch im Kopf!, schreien die Kinder. Ob man von einem Loch im Kopf stirbt? Alle sehen mich an.

Mutter meldet mich in einem Hort an. Mittags soll ich da essen. Ich kenne die anderen Kinder nicht, will sie nicht kennenlernen. Nach dem Essen muss jeder von uns eine Matte nehmen, sich hinlegen und still sein. Ich möchte viel lieber lesen, ich habe immer ein Buch in meinem Thek. Doch wir dürfen nichts anderes tun als schlafen, eine Ewigkeit im Dämmerlicht der heruntergelassenen Storen, bewacht von einer Betreuerin. Ich drehe mich von einer Seite auf die andere, blinzle durch die Augenlider, sehe die anderen Kinder um mich herum liegen, sie sehen aus, als seien sie tot. Schnell reiße ich meine Augen wieder weit auf.

In diesem Hort gibt es jeden Tag als Vorspeise zwei Salate, die wir essen müssen. Einer davon ist der immer selbe Randensalat, von dessen bitterem Geschmack mir schlecht wird. Teller nicht hinhalten wird nicht akzeptiert. Einmal ziehe ich meinen Salatteller nicht schnell genug zurück, weil mich das Mädchen neben mir ablenkt. Die Hortfrau hat mir in der Zwischenzeit einen großen dunkelroten Randenberg auf den Teller geladen. Daran sei ich nun selbst schuld, meint sie, als ich protestiere. Bevor du deinen Teller nicht leer gegessen hast, entscheidet sie, stehst du nicht vom Tisch auf.

Eine Stunde später sitze ich allein im Essraum in der langen Stuhlreihe und würge noch immer an der Strafportion, salzige Tropfen mischen sich in die rotblutenden Würfel. Ich schlucke und schlucke, doch je öfter ich schlucke, desto unaufhaltsamer drücken die bitteren Knollen aus Magen und Speiseröhre hoch.

Nach diesem Tag weigere ich mich, wieder in den Hort zu gehen. Ich darf das, denn meine Mutter ist die beste der Welt, sie versteht das. Und meine Brüder dürfen ja auch alleine zu Hause essen. Die Hortfrauen aber verstehen nicht, wollen eine Erklärung, schließen alle Türen der weißen Küche und setzen mich auf einen Stuhl, schauen mich wütend an, steile Falten auf den Stirnen, schmale Lippen. Ich weiß schon nicht mehr, welche die mit dem Randensalat war, sie gleichen sich alle. Irgendwann ist das Verhör vorbei. Draußen die Kinder, die mir nicht in die Augen sehen. Ich verabschiede mich von keinem von ihnen, auch sie kann ich kaum voneinander unterscheiden.

Mein Schulweg wird länger, weil ich jetzt eine andere Strecke gehe, damit ich das Haus mit dem kahl geschnittenen Rasen rundherum, den Rasen, auf dem wir Hortkinder nie spielen durften, nicht sehen muss. Ich mache den Umweg auch, weil ich gelernt habe, dass man besser nicht zurückschaut auf etwas, was zu einem früheren Leben gehört hat. Es gibt immer nur wieder etwas Neues, und daran halte ich mich.

Die trockenen Fingerübungen auf dem Klavier sind zu Ende, jetzt kommt erste Musik. Keine Melodien und Akkorde, die nur geschrieben wurden, um Tonarten zu lehren, keine vereinfachten Kompositionen und Fingersätze mehr, keine endlosen Tonreihen, die keine Geschichte erzählen, sondern die einfachsten Chopin-Walzer, Mozart- und Bach-Stücke mit wenigen Vorzeichen. Verführerische kleine Juwelen, die ich gerne glitzern lasse, wenn sich meine Finger nach einigen Stunden die Abläufe eingeprägt haben und sich wie von selbst an die Tastenabfolge erinnern können. Wenn ich gespielt habe, den schwarzen Deckel über die Tasten senke, wache ich auf wie aus einem tiefen Traum.

Im Winter riecht es in unserer Wohnung nach Öl. Wir stellen uns vor den Heizofen im Flur und strecken die Hände aus, damit uns wieder warm wird.

Dabei verbrennen wir uns die Finger, weil wir sie, begierig nach Wärme, auf das rußige Metall legen.

Bücher, Bücher, Bücher. Aufgereiht in vielen Regalen stehen sie in der riesigen Bibliothek der neuen Schule. Ich gehe durch die schmalen Gänge, mit schräg gelegtem Kopf, um die Titel auf den Rücken schneller lesen zu können. Ich klettere auf die bereitgestellten Schemel, kauere vor den Büchern auf dem untersten Regal. Eine so weite Landschaft tut sich vor mir auf, dass ich mich bald fiebrig fühle. Ich kann mich nicht entscheiden, welche vier Bücher ich mit nach Hause nehmen soll, denn nur vier sind pro Ausleihe gestattet, ich drehe und wende die Bücher unschlüssig, schiebe sie wieder ins Gestell, ziehe andere heraus, mit welchem möchte ich das ganze nächste Wochenende verbringen? Als ich mit acht Büchern an die Ausleihtheke komme, von denen ich keines auf später verschieben kann, mit offensichtlich angstvollem Blick, meint die Frau lächelnd, ich könne mich wohl nicht entscheiden? Als ich den Kopf schüttle und darauf warte, dass sie mir den Stapel halbiert, sagt sie leise: Weißt du was? Von jetzt an darfst du bei mir jedes Mal acht Bücher ausleihen. Ich wäre ihr um den Hals gefallen, wenn sie nicht von diesem hohen Möbel umgeben gewesen wäre wie von einer Festung, eine gute Fee in einem Schloss.

Von da an trage ich stets ein Buch mit mir herum. Damit ich weiterlesen kann, wenn immer sich dazu

Gelegenheit bietet, im Bus, an einer Haltestelle, in der großen Pause oder wenn ich an einem der Tische in den oberen, ruhigen Stockwerken vor den Biologie- und Chemie-Unterrichtszimmern zwischen Vitrinen mit ausgestopften Füchsen, Vögeln und Eichhörnchen mein Buch aufschlage.

Wenn ich lese, verschließen sich meine Ohren. Mit einem Satz saugen mich die Erzählungen auf, vieles, was ich im Leben nicht verstehe, erscheint verwandelt in den Büchern wieder, stärker, deutlicher, unvergleichlich wunderbar. Wie unter einer Glasglocke ist sie, sagt Mutter stolz und besorgt zugleich. Sie stört mich selten, auch Martin und Simon klopfen kaum je an, die lesende kleine Schwester kann man schlecht ärgern, deshalb ist sie uninteressant, und so stoße ich mich ab, werde unsichtbar, lese mich durch die Reihen der Bibliotheksregale: Kurt Held und Lisa Tetzner, alles von Lindgren und Kästner und Nöstlinger, was wir nicht zu Hause haben, Peter Härtling, Cecil Bødker, Gudrun Pausewang, Asscher-Pinkhof, Klaus Kordon, nur bei Federica de Cesco zögere ich, weil Mutter einmal meinte, das halte sie „nicht für die beste Literatur“. Ich kauere mich wie die Flüchtlinge in Varenkas eingeschneitem Haus ganz fest zusammen, damit die Soldaten uns nicht finden, ich spiele mit dem Karpfen in der Badewanne und verstecke die Messer im Haus, damit er nicht geschlachtet wird, und freue mich, dass die kleine Hexe endlich Walpurgisnacht feiern kann. Ich kämpfe an der Seite von Häuptling

Tecumseh gegen die weißen Eindringlinge, bin voller Bange, ob es Momo und der Schildkröte Kassiopeia gelingt, die grauen Zeitdiebe zu besiegen, und baue mit Tirza einen neuen Kibbuz auf. Ich rufe Bastian in Phantásien zu, was er ändern muss, um das sich ausbreitende Nichts zurückzudrängen – in einer leider nicht wirklich unendlichen Geschichte; ich wünsche mir, auch ein Buch in der Bibliothek zu finden, dessen Geschichte mit meinem Lesen immer weitergeschrieben wird, ein Buch ohne Ende, in das man einsteigen kann wie in einen versteckten Schacht, der in eine andere Welt führt. Dazu gehört eine überwucherte Mauer, eine verborgene Tür, ein Schlüssel, ein geheimer Garten – doch in der Schulbibliothek gibt es keine vernachlässigten Winkel, der beigemelierte Spannteppich ist peinlich sauber, die Gänge werden von Neonröhren ausgeleuchtet und sind von beiden Seiten einsehbar, jedes Buch ist mit einer Signatur versehen und steht brav an dem ihm zugewiesenen Platz. Da gibt es keine vergessenen Bücher, keine verwunschenen Existenzen; alles, was frech und wild ist, versteckt sich zwischen den Buchdeckeln und muss von mir hervorgelockt werden, es zeigt sich nur, wenn ich ganz konzentriert lese. Ich trage die Bücher sorgfältig nach Hause, weil ich fürchte, dass sie bei zu schnellem, unaufmerksamem Öffnen einen Teil ihrer Zauberkräfte verlieren könnten. Und vielleicht entpuppt sich eines als das magische Buch der Bücher, das unerkannt, weil als unscheinbar getarnt in irgendeiner

Bibliothek stehen soll und darauf wartet, von einem Kind geöffnet zu werden, das von der Macht der Bücher weiß und sie achtet. Denn wehe, man nimmt die Bücher nicht ernst: Sie können sich rächen, sich von einem abwenden, alle Durchgänge und Öffnungen verschließen, das Leben wäre unerträglich. Wenn ich in die Bibliothek komme, nicke ich zur Begrüßung, wenn ich mich von niemandem beobachtet weiß; die Buchstaben an den Rücken der Bücher öffnen ihre Augen und zwinkern mir zu, von einem Gestell zum anderen fliegt der geflüsterte Satz: Sie ist wieder da!, die frechen Kinder, bösen Räuber, die wilden Mädchen, die grauen Männer, die Schornsteinfeger, die Drachen, Ramón Caldera, Silas auf seinem schwarzen Hengst, sie recken ihre Köpfe, der Hirbel beginnt leise zu singen, und sie kommentieren, für wen ich mich als Nächsten entscheide.

## Wer keinen Kopf hat

Mutter schickt uns große Pappbecher kaufen, einen oder mehrere Liter Fleischsuppe, für das Mittagessen. In der warmen und duftenden Bouillon schwimmen Gemüseteile und ein paar Rindfleischstücke. Seltener kauft sie eine Fertigpizza, die man nur noch in den vorgeheizten Ofen schieben muss. Manchmal treffen wir uns mittags in der Stadt, essen belegte Brötchen, Sandwiches, Burger. Dann führt Mutter den Kochdienst ein: Jeder hat seinen Wochentag, an dem er für das Mittagessen zuständig ist. Mutter gibt uns Geld, und wir sollen uns selbst für ein Menü entscheiden, einkaufen und kochen.

Ich wähle Gerichte aus dem Kochbuch mit Spezialitäten aus vielen Ländern rund um die Erde. Eine Zeichnung zeigt die Menschen und das Menü, die Rezepte sind nach drei Schwierigkeitsgraden der Zubereitung eingeteilt; mit meinen neun Jahren schaffe ich „leicht", mit Ausnahmen „mittel". Da gibt es die Ahornsirupschnitten aus Kanada oder den Bananenkuchen aus Paraguay, der aber bei Simon und Martin nur mäßig Anklang findet: Babynahrung sei das. Deutschland ist mit Schokoladekuchen („mittel") vertreten, die Illustration zeigt einen Jungen mit braun verschmiertem Mund. Ich schlage Butter und im heißen Wasserbad zerlaufene Schokolade schaumig, ich brenne Zucker für eine Caramelcrème und staune, dass sich das körnige Weiß in eine dunkelgelbe

Melasse verwandelt, als sei die Flüssigkeit in den kleinen Punkten verborgen. Die Schweiz ist in dem Kochbuch nicht vertreten, doch das macht mir nichts aus; ich mag Rösti sowieso nicht, und die Zubereitung von Fondue finde ich langweilig.

Den frisch gepressten Orangensaft gibt es bei uns zu Hause immer seltener. Mutter hat zu viel Arbeit, die Fünfkilosäcke, die sie kauft, sind schwer, sie mag sie nicht mehr regelmäßig nach Hause tragen. Und dann erweisen sich Orangen plötzlich als giftig: Man findet Quecksilberkügelchen in israelischen Orangen, eingespritzt in die Früchte, wofür sich eine Arab Revolutionary Army verantwortlich erklärt.

Zwei oder drei Mal im Jahr ist Vater am Telefon. Er fragt mich oder er fragt einen meiner Brüder: Hast du nicht Geburtstag gehabt? Ja, höre ich Simon sagen, das war letzte Woche. Übermorgen, sage ich. Die Telefongespräche sind immer kurz und enden oft mit der Aussicht auf etwas, was per Post geschickt werden wird oder gerade verschickt worden ist. Wir wissen nicht, was wir sagen sollen, und er weiß es auch nicht. In manchen Jahren aber vergisst er auch eines der drei Daten. Und wir vergessen ihn, vergessen, dass wir in weit entfernter Zeit wie alle anderen auch Eltern besaßen, also eine Mutter *und* einen Vater, dass wir zu fünft waren. Ich habe keine Sehnsucht danach, weil ich nicht mehr weiß, wie sich das anfühlt.

*A fonds perdu*. Mutter liebt diesen Ausdruck, sie benutzt ihn oft. Wörtlich ist er nicht zu übersetzen. Ich stelle mir einen wegkippenden Boden vor. Er kippt so schnell weg, wie Mutter mit einer Geste bedeutet: Man kann auch auf das verzichten, wir schaffen es auch ohne das, niemand schuldet uns etwas, und so haben wir uns einmal mehr befreit. Weg ist weg. Doch ich wollte mich festhalten, aus Angst vor einem weiteren verlorenen Boden.

Vögel, Katzen, Kaninchen tot. Dioxin. Mutter spricht mit den Nachbarn über einen Unfall in Italien. Seveso, ich flüstere das Wort, Seveso. T-C-C-D. Die Blätter sind von den Bäumen gefallen. Wie weit liegt Seveso von uns entfernt?, frage ich Mutter. Sie überlegt und sagt dann: Du musst keine Angst haben, die Giftwolke kommt nicht zu uns.

In diesen Tagen beobachte ich den Himmel und die Bäume in unserer Straße ganz genau. Liegen da nicht ein paar Blätter am Boden, die am Tag zuvor noch nicht da lagen?

Es ist bald Herbst, meint Mutter, da verlieren die Bäume bereits erste Blätter. Ihr Gesicht ist dabei ganz ernst.

Mutter fädelt ein Lederband durch den Griff von zwei Schlüsseln. Mit dem einen kann man die Haustüre öffnen, mit dem anderen, dem schmalen, die Türe zu unserer Wohnung. Dieses Band soll ich mir nun jeden

Morgen über den Kopf ziehen, denn Mutter kann wegen ihrer Arbeit mittags gar nicht mehr nach Hause kommen.

Im Handarbeitsunterricht heftet sich der Blick der Lehrerin auf meine Lederkette und lässt nicht mehr los. Ein Schlüsselkind, sagt sie vor allen Mädchen der Klasse, lächelt mitleidig und abschätzig zugleich.

Von da an schiebe ich die Schlüssel immer in den Ausschnitt meines T-Shirts. Das Metall ist früh am Morgen kalt, erwärmt sich aber auf meiner Haut während des Gangs in die Schule. Bei jedem Schritt schlagen die Metallteile gegeneinander und erzeugen ein leises Klimpern, einen Rhythmus, zu dem ich leise Melodien summe, wenn mich niemand hören kann.

Glänzende Porzellanteller mit makellosem Goldrand, schweres Silberbesteck auf leuchtend weißem Tischtuch, steifer Mann mit Krawatte. Er ist mein Götti, und was ich von ihm weiß, ist, dass von ihm an meinem Geburtstag immer ein Geschenk kommt. Mit mir spricht er nicht mehr, als dass er mich begrüßt und verabschiedet; an seiner Stelle fragt mich manchmal seine Frau, was ich in der Schule lerne. Die silbernen kleinen Gestelle, die vor jedem von uns stehen, rechts vom Teller, neben dem spiegelblitzblanken Messer, sehen aus wie die Hürden in einem Pferdeparcours: eine Querstange, getragen von zwei seitlichen Kreuzen. Ich spiele mit meinem Messerbänkchen, stelle es um und auf, werfe es mit dem Finger wieder um, bis Mutter ihre Hand auf meine legt und leise, in bittendem Tonfall sagt, ich solle das jetzt bitte bleiben lassen. Ich habe vergessen, das Theater zu spielen, das wir miteinander geübt haben. Der Krawattenmann räuspert sich, sein Gesicht ist jetzt leicht gerötet, und ich frage mich, wie sich das bei ihm von innen her anfühlt.

Ich habe ein Heft zu Hause vergessen. Die neue Lehrerin ist streng und hat uns zwei Mal gemahnt, es unbedingt mitzubringen. Jetzt ist es zu spät. Schon schreitet sie durch die Bankreihen, sie zeigen ihr mit vor Eifer geröteten Köpfen ihre Hefte. Immer näher kommt die Lehrerin. Ich scheine die Einzige zu sein, die das Heft vergessen hat. Ich starre auf die Kratzer im Holz des Tisches: Sie kann man auch nicht mehr rückgängig machen. Noch drei Schüler, noch zwei – da klopft es. Eine Gnadenfrist, die mir aber nichts nützen wird. Die Lehrerin öffnet die Türe, im Rahmen steht Mutter. Die Kerben im Holz sind tief und dunkler als das übrige Holz, das ist wegen des Drecks, der sich in ihnen angesammelt hat. Mutter blickt scheu in die Klasse, sagt etwas zur Lehrerin, deren Blick durch die Reihen wandert und bei mir hängen bleibt. Würdest du bitte nach vorne kommen, sagt sie mit lauter, strenger Stimme.

Der Weg dorthin, vor die Klasse, wo ich im Visier aller Blicke stehe, ist weit. Die Klasse wird so still, wie es sich die Lehrerin immer gewünscht hat. Als ich bei der Tür angelangt bin, streckt mir die Lehrerin das Heft entgegen und sagt: Wer keinen Kopf hat, hat Beine. Mutter lacht verlegen auf. Ich schäme mich, weil sie es war, die den ganzen Weg in die Schule gemacht hat, um mir das Heft nachzutragen, dabei müsste sie doch sicher längst bei der Arbeit sein. Der spöttische Satz der Lehrerin meint mich, trifft aber Mutter.

Mutter, die mich wieder einmal gerettet hat. Das ist ihr wichtiger als Prinzipien und Regeln, die sie nicht ernst nehmen will. Doch ich weiß, ihr Auswetzen meiner Scharte macht nichts ungeschehen; im Gegenteil, vor den unbestechlichen Augen der Lehrerin und auch denen meiner Mitschüler habe ich versagt, und der Zwischenfall bleibt wegen der Rettung in letzter Sekunde umso unvergessener.

Eine Lösung indes gibt es schon, ich kenne sie bereits. Wir werden auch hier nicht lange bleiben. Nur wann ziehen wir endlich wieder um? Mutter hat noch nichts angedeutet.

In der Schulpause klettere ich die hohen Kletterstangen hinauf. Sie sind ungefähr zehnmal so lang wie ich. Oben schwinge ich ein Bein über die Querstange und beobachte die Schüler unter mir. So schnell wird mir das keiner nachmachen. Ganz klein sind sie geworden, farbige Punkte im Schulhof, ich höre sie rufen, doch ich verstehe nicht, was sie sagen. Sie winken, ich winke zurück, doch sie hören nicht auf mit Winken, sie winken besorgt, winken mich zu sich herunter. Ist es verboten, ganz nach oben zu klettern? Als die Schulglocke klingelt, sause ich die kühle Stange wieder hinunter, renne den anderen hinterher ins Haus. Schuhgetrampel auf Steinstufen, hohe Schreie, die von den Wänden widerhallen.

Am Anfang der folgenden Stunde fragt einer den netten jungen Lehrer, der immer ockerfarbene Manchesterhosen trägt und sich Koteletten wachsen lässt, ob man das denn dürfe, es sei doch sicher nicht erlaubt, ganz nach oben zu klettern, mit ängstlich-erwartungsvollem Blick. Sein Arm, der nach oben gereckt war, vollführt einen seitlichen Schwenk, bleibt stehen, zeigt auf mich: Sie war da oben! Der Lehrer überrascht uns alle mit seiner Reaktion: Er lächelt. Du warst wirklich ganz oben?, fragt er mich. Ich nicke, mein Ja ist kaum zu hören.

Ziemlich mutig, sagt er anerkennend. Das hat der Petzer nicht erwartet, er läuft rot an, will etwas sagen, traut sich aber nicht. Erst nach einer Pause fährt der Lehrer fort, er blickt mir dabei forschend in die Augen: Aber es ist auch gefährlich. Deshalb ist es besser, wenn du das den anderen nicht vormachst.

Von da an klettere ich nur noch ganz nach oben, wenn ich allein auf dem Schulhof bin. Oben wartet ein leichtes Zittern und Ziehen in der Bauchgegend, ein Gefühl von Schwerelosigkeit, ein Moment, in dem ich mich aus allem emporstemmen kann. Ich brauche keinen, der mir zuschaut. Ich bin ganz alleine da oben, und das ist so lange in Ordnung, bis mich plötzlich der Schwindel packt und ich mich in die Querstange, auf der ich sitze, verkralle, ich mir vorstellen muss, dass ich abstürze, sehe, wie ich tot auf dem Boden liege, und mit klammen Gliedern und Händen den Abstieg gerade noch ein letztes Mal schaffe.

Mutter und ich kaufen für das Wochenende ein. Sie nimmt die Waren aus den Regalen, legt sie in den großen Gitterwagen, den ich stolz durch die Gänge manövriere. Sie hat bereits eine Ölflasche in der Hand, als sie feststellt, dass sie sich geirrt hat: Sie wollte kein Rapsöl, sondern Olivenöl. Dennoch legt sie die Flasche in den Wagen. Rapsöl ist ebenso gut, murmelt sie und geht weiter. Ich vermute, dass man etwas nicht mehr zurücklegen soll, wenn man es einmal aus dem Regal genommen hat. Und dennoch wundere ich mich, weil doch nichts Schlimmes passieren kann, wenn man das Öl, das man gar nicht gewollt hat, zurückstellt. Ist das denn wie die Suppe, die man sich eingebrockt hat und deshalb selbst auslöffeln muss? Und wer die Suppe nicht isst, endet wie der Suppenkasper; was auf den Tisch kommt, wird gegessen. Aber Mutter mag solche „moralischen Erziehungsgeschichten", wie sie sie nennt, nicht, über das *Struwwelpeter*-Buch schimpft sie, als könnte es uns verderben, wenn wir es ernst nähmen; am liebsten hätte sie das Geschenk eines Verwandten für mich gleich fortgeworfen. Trotz allem jetzt diese Rapsölflasche in unserem Einkaufswagen, die Mutter bezahlt, einpackt, nach Hause trägt, ohne weiteren Kommentar in den Schrank stellt – obwohl sie eigentlich Olivenöl kaufen wollte.

Ich stand von da an meist lange vor Regalen, bevor ich die Hand ausstreckte, um ein Produkt anzufassen und herauszunehmen. Erst viele Jahre später wusste ich, dass Mutter der Überzeugung war, dass ein von ihr einmal berührtes Lebensmittel giftige Keime übertragen würde. Wesentlich dabei war, dass sie ein Lebensmittel zurückstellte, weil sie ein anderes kaufen wollte; die Verbreitung des Gifts, als dessen Quelle sie sich sah, war die Folge einer Verwechslung, eines Irrtums – *wer A sagt, muss auch B sagen*. Nur das Richtige, das Passende, das Beste zu nehmen, das war ein unerlaubter Anspruch; eine solche Verwöhntheit stand unter Strafe, setzte einen nicht mehr aufzuhaltenden Fluch in Gang.

## Der Stachel der Bienen

Ich bin auserwählt. Eine der beliebten Schülerinnen hat auch mir eine Einladungskarte in die Hand gedrückt. Das ist das erste Mal. Ich gehöre dazu. Oder zumindest meint sie, dass ich dazugehöre. Singend trage ich die Karte nach Hause, gebe sie von einer Hand zur anderen, um keine Schweißabdrücke zu hinterlassen, zeige sie Mutter, die sich mitfreut.

Bis ins Treppenhaus hinaus hallen die Stimmen der anderen Kinder. Ein sauber geputzter, strahlend heller Korridor. Herzpochen bis in die Fingerspitzen.

Einen solchen Krämerladen habe ich noch nie gesehen. Man kann sich hineinsetzen und es gibt alles in Miniatur, aus dünnem Karton gefertigt und federleicht: eine dunkelorange, zylinderförmige Ovomaltine-Büchse, die sich sogar öffnen lässt, rote Frigor-Schokoladetafeln, eine blau-weiße Schachtel Würfelzucker, Milch im Tetra Pak und eine winzige Aromat-Streudose mit dem weißen Schriftzug auf grünem Grund und dem rennenden roten Männchen mit Kappe, rundem Gesicht und Kochlöffel in der Hand.

Guten Tag, Frau Meier, was möchten Sie gerne kaufen?

Haben Sie ein frisches Brot? Und Honig?

Das kostet soundsoviel.

Auf Wiedersehen, Frau Meier.

Ich bin einmal Verkäuferin, einmal Kundin, blättere Minigeldscheine auf den Ladentisch, entscheide mich für die vertraute Kombination Milch und Ovomaltine oder erstehe eine der vornehmen blauen Würfelzucker-Schachteln, die es bei uns zu Hause nicht gibt. Am Abend räumen wir alle gekauften Waren zurück in die Regale und am nächsten Morgen stehen die Kundinnen bereits wieder Schlange, bevor das Geschäft geöffnet wird.

Doch einmal können wir uns nicht über die richtige Verteilung der Esswaren einigen, ein Mädchen will alle Schokoladetafeln für sich alleine und plötzlich stürzt der Laden mit einem lauten Krachen zusammen. Ich versuche noch, eine Wand festzuhalten, doch sie gleitet mir aus der Hand, die Karton-Esswaren rutschen aus den Regalen, liegen im nächsten Moment schon über den ganzen Zimmerboden verstreut. Ich versuche sie schnell wieder einzuräumen.

Dich lade ich nie mehr ein! Ohne aufsehen zu müssen, ahne ich, weiß ich, dass die gellende Stimme von der Schwelle mich meint.

Meine Schritte das leere Treppenhaus hinunter sind ein unanständiges Trampeln, die makellosen Wände glotzen mich abschätzig an.

Jedes Wochenende scheint endlos, doch dann schiebt sich der Sonntagabend näher und mit ihm die Angst. Ich will nicht zur Schule gehen, keine befremdeten Blicke der anderen Kinder auf die Knieflicken meiner

Hosen, den von Mutter liebevoll selbst genähten Turnsack, der so gar nicht in die Reihe der Taschen und Säcke an den Dornen der Sportgarderobe passt; ich will ihre stolzen Erzählungen von ihren Ferienreisen mit den Eltern nicht, ihre gereckten Zeigefinger und die fordernden Lehrer, die uns, wie sie sagen, auf das Leben vorbereiten möchten – ich will nur mein Buch weiterlesen. Mutter soll mir eine Entschuldigung schreiben, ich bin krank. Einmal wird aus dem eingebildeten tatsächliches Fieber. Man muss nur genug stark wünschen können.

Am schönsten ist es, krank zu sein. Mutter bringt am Morgen mit Butter und Konfitüre bestrichene Brotscheiben und einen vollen, dampfenden Teekrug ans Bett. Die dunkle Flüssigkeit ist süß, die rot über gelb leuchtenden Schnitten hat sie in kleine, süße Stücke geschnitten. So fallen möglichst wenig Brösel unter die Bettdecke, die mich stechen und ihr Arbeit bereiten, die vermeidbar ist. Jeder der Querschnitte sieht anders aus, wenn ich einmal hineingebissen habe: vulkanische Lava über hellem Gestein, Auffaltungen wie im Jura und darüber eine dünne Molasse-Melasse.

Der Fiebermesser zerbricht, silberne Kügelchen schießen über meine Bettdecke. Ich schiebe sie hin und her, bin fasziniert, weil sie nicht wie Wassertropfen vom Stoff aufgesaugt werden und, wenn sie zusammenstoßen, ineinander aufgehen, als würden sie sich magnetisch anziehen. Da kommt Mutter zur Türe herein, folgt meinem Blick und ruft entsetzt: Achtung!

Geschickt fängt sie die Kügelchen in einem Glas ein und öffnet das Fenster. Quecksilber ist giftig!, sagt sie: Du hast doch nichts davon verschluckt? Sie hält das Glas auf Armlänge von sich, als sie es vorsichtig und eilig zugleich aus dem Zimmer trägt.

Drei Schallplatten beschreiben die Leben von Bach, Mozart und Beethoven, dazwischen eingespielt sind Beispiele aus den Musikstücken, die sie im jeweiligen Alter komponiert haben. Wolfgang Amadeus ist das Wunderkind und jung verstorbene Genie, Johann Sebastian derjenige mit dem langen, ausgeglichenen Leben, Ludwig van Beethovens Geschichte indes beginnt dunkel und endet dunkel, ein beschädigtes Leben. Er wird als Kind von seinem alkoholsüchtigen Vater nachts geweckt, damit er ihm Klavier vorspielt, und wehe, er macht einen Fehler, denn dann blamiert sich der Vater vor seinen ebenfalls anwesenden (und ebenfalls alkoholisierten) Freunden. Und im Alter verliert er sein Gehör. Dennoch gibt er nicht auf, komponiert weiter, obwohl er die Musik, die er schreibt, nicht mehr aufgeführt hören kann. Ich lese *Für Elise*, folge seinen Noten, eine leichte, schwebende Melodie, einfach genug für mich zu spielen; ich liebe die Stelle mit den Oktavsprüngen, wenn man mit den Händen über die Tastenreihe hüpfen kann, den tanzenden Rhythmus. Dann folgt wieder die Reduktion auf die Melodie in der rechten Hand, das sich erst um zwei Halbtöne drehende, sich schnell ausweitende Kreisen, Anlauf und schwungvolles

Schleudern. Je besser ich die Übergänge meistere, den schnellen chromatischen Lauf ohne Misstöne und Stocken, desto schmerzlicher ist die Vorstellung, ohne Gehör zu sein. In den letzten Jahren von Beethovens Leben konnte die Musik nur noch in ihm widerhallen, in einem echolosen Raum, zwar auch ohne die Fehler und Unzulänglichkeiten der interpretierenden Musiker, doch ich glaube nicht, dass das ein Trost war. Er hatte genau das verloren, was für ihn das Unverzichtbarste gewesen sein musste, und es ist dieser Umstand, der mich Mozarts filigrane Perfektion und Bachs komplexe Polyphonie bewundern ließ, aber in Beethovens drängenden Rhythmen und berstenden Klangräumen fand ich etwas wieder, was mir vertraut war.

Biologiestunde. Das Leben der Insekten. Kapitel 3: Die Bienen. Was genau geschieht, wenn sie zustechen. Ich fühle, wie sich der Stachel damals in meine Haut gebohrt hat, das Gift schießt in meine Blutbahnen. Ich halte mich an der Schulbank fest, um nicht wegzukippen, Schweiß sammelt sich im Grübchen zwischen Lippen und Kinn. Ich beiße die Zähne zusammen.

Du bist ja ganz grün! Die Lehrerin hat mich entdeckt: Geh zum Fenster und öffne es, damit du frische Luft kriegst, sagt sie.

Am Fenster kann ich wieder ruhiger atmen. Mitten im Unterricht darf ich auf den Schulhof hinaussehen. Ich beuge mich ein wenig mehr über den breiten Fenstersims. Dort drüben, an der Grenze des

Schulareals, stehen die drei Bäume. Von hier aus gesehen bilden sie eine düstere Wand, verdecken die Straße dahinter. Das leere, asphaltierte Viereck unter mir wirkt fremd, unheimlich. Doch dort steht der Kletterstange-Rechen, der mich jetzt eher an einen Eierschneider erinnert, den ich bei den Großeltern in der geräumigen Küchentischschublade entdeckt habe und als Metallharfe benütze, da links eine Steinbank, und in der rechten Ecke sind Risse zu sehen, wo dicke Baumwurzeln den Boden aufgesprengt haben. Doch jetzt wartet dort ein Ungetüm darauf, endlich ausbrechen zu können. Das ist nicht der Hof, den ich kenne. Erschreckt drehe ich mich um. Doch da sitzen alle wie immer, Peter bohrt in seiner Nase, Sabine gähnt. Aber von hier aus gesehen ist das Klassenzimmer größer und höher und die Stimmen dringen leise, aber eindringlich an mich heran, als läge mein Ohr direkt an der Membran eines Lautsprechers. Mein Platz am Tisch neben Carla ist leer, der Stuhl steht schräg zum Tisch, ein unordentliches Element im Raster der Linien von Tischkanten, Sitzflächen, Wänden, Tafel. Da schrillt die Pausenglocke, die Ordnung gerät für einen Moment ganz durcheinander, bis alle ihre Stühle gehorsam an die Tische herangestellt haben.

Die Lehrerin ist erleichtert, dass ich mich besser fühle. Ich drehe mich zum Fenster, um es zu schließen. Der Schulhof sieht wieder vertraut aus, mit den Schülern, die über den Platz rennen, schreien, rufen. Doch ich weiß jetzt, dass er sich jederzeit verändern kann.

## Mutabor

*Auf der Mauer, auf der Lauer*
*sitzt 'ne kleine W –*

An manchen Samstagen setzt mich Mutter in die Straßenbahn. Ich soll nirgends aussteigen, und an der Endstation wartet ihre Mutter, winkt mir schon durchs Fenster zu. Für die Strecke zu Fuß den Hügel hinauf zum Haus der Großeltern haben wir ein Lied, das wir im Kanon singen, einmal singe ich den Textpart und sie lala-liit, am Ende der nächsten Strophe übernimmt sie wieder den Text, und so geht es hin und her, bis wir oben sind und Großmutter das moosüberwachsene Gartentor aufstößt.

Später sitzen wir in der Küche, Großmutter summt vor sich hin, mischt Eier, Milch, Mehl, Salz. Sie erzählt mir das Märchen von dem Kalifen, der sich durch ein Pulver in einen Storch verwandelt und fliegen kann, aber den Fehler begeht zu lachen und deshalb den Zauberspruch vergisst, mit dem er sich in einen Menschen zurückverwandeln kann. *Mutabor*, möchte ich ihm zuflüstern, *mutabor*, das ist das Lösungswort! Doch er muss erst die Eule kennenlernen und ihr einen Heiratsantrag machen – sie ist natürlich eine verwunschene Prinzessin –, bevor er als Mensch nach Bagdad zurückkehren und wieder Kalif sein kann.

Großmutter wirft die Omeletten durch die Luft und ich denke: Mutabor! Das heißt „ich werde verwandelt werden", sagt Großmutter, sie versteht die

Sprache in diesem Märchen. Passiv und Zukunft, denke ich, das haben wir kürzlich in der Schule gelernt, aber nur in Deutsch, das klingt nicht halb so magisch. Jetzt darf ich einmal die Pfanne mit einer brutzelnden Omelette drin am schwarzen Griff halten, doch sie ist mir viel zu schwer, ich schaffe es nicht, sie mit einem so scharfen Ruck zu bewegen, dass das schwabbelige gelbe Rund hoch genug zuckt, geschweige denn, dass es sich auf die andere Seite dreht. Es gelingt erst, als Großmutter meine Hände umschließt und mir beim Fliegen-Lassen hilft. Uuund – hoppla!, ruft sie und wir strahlen beide, sie mit tiefen Grübchen in den Wangen, nachdem die Omelette unversehrt auf ihrem noch hellen Rücken gelandet ist. Dann übernimmt Großmutter wieder den ganzen Platz vor dem Kochherd, die Omeletten verwandeln sich in brüchige, poröse Scheiben und werden in den Ofen verfrachtet, damit sie warm bleiben. Ich darf nun die Kaffeebohnen aus der duftenden Dose in die Handmühle einfüllen, den Schlitz in der kupfernen Kuppel wieder schließen und den gekrümmten Holzgriff drehen, der immer wieder stockt, bevor es im Innern der Mühle knackt und kracht. Großmutter geht mit mir zu den Beeten vor der Küchentür, wir ernten Erdbeeren und Himbeeren, bis unsere Handflächen rot imprägniert sind, und auch Stachelbeeren, die sauer schmecken, aber hellgrün leuchten und beinahe durchsichtig sind; hält man sie gegen das Sonnenlicht, sieht man die dunklen Kerne in der Mitte, zwischen den weißen Adern hindurch, sie schweben in den Körpern, eingeschlossen wie Fossilien in Bernstein.

Hier lerne ich, dass ein Wurm nicht tot sein muss, wenn er durch einen Schaufelstich entzweigeschnitten worden ist, dass die vordere Hälfte ohne hinteres Ende weiterleben kann. Auch die Eidechsen, die zwischen den Efeuranken und Rosenstöcken an der Hauswand kleben, als würden sie sich nie mehr bewegen, werfen, so erzählt mir Großmutter, ihren Schwanz ab, wenn sie bedroht sind. Das scheint mir zuerst nicht glaubwürdig, das möchte ich gerne selbst einmal sehen, und ich schleiche mich langsam an eine Eidechse an, erschrecke sie mit Schreien und Stampfen, doch das beeindruckt sie wenig; nur ein blitzschnelles Zucken wie ein Lidschlag, ein Rascheln, und sie ist verschwunden. Die Selbstverstümmelung der Eidechsen, die Häutung der Schlangen, wie ein Schmetterling aus seiner Verpuppung schlüpft oder ein Pfau sein prächtiges Rad schlägt: Das alles scheint nur im Verborgenen zu geschehen, selbst die Erwachsenen sprechen davon wie von seltenen Wundern.

Hinter dem Haus wachsen auch Tomaten, Kartoffeln, Karotten, Zwiebeln, Salatköpfe und Zucchetti, die Gemüsekörper verstecken sich gerne unter den Blättern, um noch ein wenig länger zu überleben, bevor wir sie in die Küche holen. Dann verriegelt Großmutter die Türe wieder fest und stellt auch schon die düstere Flasche Appenzeller für Großvater bereit. Für ihn gibt es immer einen Appenzeller nach dem Essen.

Eine braune Brühe ist das, die abscheulich riecht, nach Misthaufen, Kaffeesatz und dunkelstem Kellermoder.

Morgens und abends hält sich Großvater stundenlang in dem Badezimmer auf, das sich gleich neben dem Schlafzimmer der Großeltern befindet. Ich darf diesen Raum nicht benützen, für Gäste wie mich gibt es ein kleineres Badezimmer mit Klo, Wasserbecken und Dusche, aber ohne Badewanne, am Ende des Flurs. Ab und zu höre ich leise Geräusche aus dem Badezimmer der Großeltern, ein geheimnisvolles Klimpern oder dumpfes Wasserrauschen, ich sehe einen flüchtigen Schatten, der auf das milchige Glas weit oben im Holz fällt. Irgendwann klopft Großmutter an die Türe, bringt Großvater ein gebügeltes Hemd. Von diesem Moment an steht die Türe des Badezimmers manchmal halb offen. Durch den Spalt quillt Wasserdampf und ein scharfer Geruch wie von Desinfektionsmitteln – Kampfer, wie ich erst später weiß. Ich beobachte heimlich, wie Großvater zu dem wird, der er den ganzen Tag ist: einem in jedem Detail fehlerlos zurechtgemachten Mann. Er rasiert sich sorgfältig und umständlich, mit in alle Richtungen verzogenem Gesicht. Um sein täglich frisches weißes Hemd zu schonen, tut er dies im ärmellosen Baumwollunterhemd, die Hosenträger mit den Metallklammern zum Einstellen der Länge hängen ihm über die steifen Hüften hinab. Dann kämmt er sich das schüttere lange Deckhaar gleichmäßig über den kahlen Hinterkopf, nimmt das Hemd zur Hand, das ihm die Großmutter auf dem Holzstuhl im Bad bereitgelegt hat, fädelt es mit seinen knochigen, fleckigen Armen auf und ächzt dabei leise. Nun wird er jeden Moment aus der Türe treten, ich ziehe mich schnell zurück.

Manchmal sieht Mutter aus wie die Frau auf ihrem gelben Zigarettenpäckchen. Mutter hat zwar keine roten Fingernägel und kein solches Perlenarmband und sie lässt auch ihre Haare länger wachsen, aber wenn sie Lippenstift aufträgt und lächelt, sieht sie genauso schick aus, ja, ihre Gesichtszüge gleichen denen von Mary Long so sehr, dass ich mich frage, ob sie sie nicht vielleicht sogar ist.

Wenn Mutter abends weggeht oder wenn ich nicht einschlafen kann, legt sie mir eines ihrer Kleidungsstücke in die Arme. Einen Pullover oder ihren langen hellvioletten Strickmantel, der ist vollkommen. Der Duft ihres süßen Parfüms umgibt mich wie eine schützende Hülle, ich stecke meine Nase tief in die Wolle hinein und lasse mich betäuben.

Von meinem Götti kommen keine Geschenke mehr. Er wollte, dass du dich konfirmieren lässt, sagt Mutter. Doch ich habe mich dagegen entschieden, wie meine Brüder; ich weiß noch nicht, dass mein Vater jüdisch ist, aber mir ist alles, was mit Kirche zu tun hat, fremd, wir sind da noch nie gewesen. Jahrzehnte später erst habe ich eine andere Begründung erfahren, warum ich keine Geschenke mehr aus dem Messerbänkchen-Palast erhielt: Unser Vater war der Götti eines der Krawattenmann-Söhne und löschte mit seinem Vater-Sein für uns auch seine Götti-Funktion. Und wenn jener Sohn meines Göttis keine Götti-Geschenke mehr bekam, dann wollte mein Götti auch nicht mehr mein Götti sein. Bleibt die Frage, ob Mutter das wusste oder nur eine Ausrede zu hören bekam; ich weiß es nicht. Vielleicht war es aber auch anders und mein Götti wollte nicht mehr mein Götti sein, weil ich so gern um den Messerbänkchen-Goldrandtisch herumgekurvt war oder aus Aufregung die Briefmarkensammlung seines Sohnes durcheinandergebracht hatte; er besaß vollständige Sets von Briefmarkenreihen, die äußerst selten waren, und ich wollte sie alle genau studieren, zog sie hinter den milchigen Folien hervor; nur das Basler Dybli, die Briefmarke mit der weißen Taube, den Joker, eine Legende mehr als reale Briefmarke, hatte auch er nicht. In meinem Briefmarken-Sammelbuch gab es nur dutzendmal die Queen, in verschiedenen umzackten Farbenrechtecken – sorgfältig mit Wasserbad von Briefen gelöst, die von der Tante meines Vaters in London an Mutter geschickt worden waren –, und einige ältere Schweizer Briefmarken sowie einige sehr große aus Panama und zwei, auf denen geschrieben stand: *Danzig ist deutsch.* Ich vermute, letztere stammten aus der Briefsammlung von Mutters Vater.

Wo wir einmal *luege – lose – laufe* geübt haben, steigen wir jetzt auf Fahrräder. Rechtsfahren, Linksabbiegen, Rechtsvortritt, toter Winkel. Stoppstraßenbalken und Keinvortrittzähne. Dynamolichter, Reflektoren. Rote Dreiecke, blaue Kreise. Polizisten beobachten uns, wie wir absteigen, aufsteigen, vorwärts, rückwärts blicken, den Arm hinaushalten. Der Garten ist ein kleiner Kreislauf, eine Welt in Miniatur, es gibt keine Überraschungen, man kann alles richtig machen, und die Polizisten sind auch bald etwas gelangweilt, weil wir die Regeln unter ihrer Beobachtung alle so genau einhalten. Ein Pneu, der einen Zentimeter über die Haltelinie hinausschaut, ein wenig zu spätes Bremsen, eine Unsicherheit beim Aufsteigen in den Sattel werden deshalb ausgiebig kommentiert. Noch eine letzte Runde sollen wir drehen, dann werden wir in die Realität draußen entlassen.

## Betreten verboten

Am Ende unserer Straße ragt ein rotes Hochhaus in den Himmel. Wenn ich von der Schule komme, gehe ich ihm entgegen. Nach der letzten Querstraße zeigt es sich in seiner vollen Länge, saugt mich in seinen Schatten. Ich lege meinen Kopf in den Nacken und beginne die Stockwerke zu zählen, doch ich gerate ins Stocken, verzähle mich, muss immer wieder von vorne anfangen – und versuche mich am nächsten Tag zu vergewissern, ob es immer noch gleich viele Stockwerke sind.

Von meinem Zimmerfenster aus kann ich beobachten, wie die Arbeiter im Baustofflager im Innenhof unseres Häuservierecks mit Gabelstaplern Metallplatten, Holzbretter, riesige Schrauben oder Stangen transportieren. Die Ansammlung von Objekten, ein lebensgroßer Baukasten, zieht uns Kinder wie ein Magnet an; die Erwachsenen wissen gar nicht, was für ein traumhafter Spielplatz das ist, viel interessanter als alle Sandkästen, Wippen, Rutschbahnen, Autopneus und Schaukeltiere. Mit klopfenden Herzen klettern wir schnell und leise, wenn kein Arbeiter mehr zu sehen ist, über die Betonmauer, die unseren Hinterhof vom Areal der Baufirma trennt, vorbei an *Betreten verboten!*, rennen in die hohen Lagergassen, erkunden das Terrain mit den vielen Straßen und Gassen, verstecken uns voreinander zwischen Eisengestellen und

Betonplatten, Plastikrohren und Metallschildern. Der Mann, der uns beim dritten Mal dennoch erwischt, wie aus dem Nichts aufgetaucht, versteht keinen Spaß, schimpft uns aus, treibt uns durch das Eingangstor aus dem Paradies hinaus und droht, sollten wir uns je wieder blicken lassen, mit der Polizei. Danach lockt jeden Tag das Labyrinth in unserem Hinterhof von Neuem; jenseits der Mauer kennen wir einen Bezirk, in dessen äußersten Bereich wir zwar von unserer Wohnung aus hineinschauen können, aber von dem wir endgültig ausgegrenzt bleiben.

Meine Brüder entdecken die andere Seite des Hauses; sie sitzen an der Straße und spielen Autotypen-Raten: ein Ford Taunus TC! VW Golf! Ein Renault 18! Ein Volvo 240! (Einen Volvo hatte sich Vater gerade gekauft, als wir auszogen.) Ein Audi Quattro! Abends spielen sie Auto- oder Flugzeug-Quartett: Wer hat die Fahrzeug-Karte mit dem größten Volumen, der höchsten PS-Zahl, dem jüngsten Baujahr? Sie reißen sich um die Karte mit dem Ferrari Berlinetta Boxer. Ich will auch mitmachen, doch sie lachen mich aus, was will die kleine Schwester mit Autotechnik? Ebenso reagieren sie, wenn sie Fußball spielen und ich dazwischenrenne, mitspielen will.

Nicht Golf, aber die Sportart Polo gibt der kleinen VW-Kiste, dessen stolze Besitzerin Mutter seit Kurzem ist – und wir mit ihr –, den Namen. Die runden, weit auseinanderstehenden Scheinwerfer scheinen zu schielen, und die harten Karosseriekanten heben den

Wagen scharf von seiner Umgebung ab, wenn er auf einem der Straßenparkplätze in unserer Einbahnstraße steht. Von unserem Wohnzimmer aus ist er ein Spielzeugauto. Als Farbe hat Mutter natürlich Bordeaux gewählt. Im Herbst streuen die Bäume längliche, ausgeblichene, von Hellgrün ins Dunkelgelbe wechselnde Blätter auf das Polo-Dach und bewirken einen „Komplementär-Kontrast" – so heißt das, wie wir eben nach Itten-Farbkreis in der Schule gelernt haben. Ich denke, der Mann hatte den richtigen Namen: Itten passt zur züchtigen, säuberlich genauen Einteilung von Farben. Statt weiter frei drauflosmischen zu dürfen, müssen wir uns zurückhalten und vorgedruckte Felder mit den korrekten Farbtönen ausfüllen. In dieser Welt gibt es keine Farben außerhalb des definierten Spektrums. Ich versuche mir vorzustellen, wie eine Farbe aussieht, die diesen braven Kreis sprengt; ich bin ganz sicher: Solche Farben gibt es. Doch sie würden das ganze System durcheinanderbringen, in dem wir uns wenigstens annähernd zurechtgefunden haben.

Auch im Nachbarhof wachsen die Gräser zwischen den Klopfsteinen hervor. Da ist der dicke Nachbar, den ich immer nur alleine sehe und der sich am Samstagmorgen Formel-1-Rennen ansieht, bei offenen Fenstern das kreischende Sägen der schnellen Motoren. Er lädt uns Kinder zu sich ein, doch es ist nicht nur der Lärm aus seinem Fernseher, es sind seine grobe Stimme, der verwaschene Trainingsanzug, in dem er den ganzen Tag herumgeht, der Geruch der dumpfbraunen Bierflaschen, die sich in einer Ecke seiner Küche stapeln, ich gehe schnell wieder aus seiner dämmrigen Wohnung, obwohl ich weiß, dass ich ihn enttäusche.

Wieder ein Wochenende im Haus der Großeltern unweit des Waldes. Großvater prüft die Äpfel, die unter dem Baum in der Mitte der Wiese liegen. Er reibt mit dem Ärmel seines blauen Arbeitsoveralls über ihre Wangen, schnüffelt an ihnen, beißt in einen hinein, macht ein saures, ein andermal ein zufriedenes Gesicht. Er holt zwei lange Leiterteile aus der Garage, schiebt sie ineinander und stellt sie an den Apfelbaum, steigt hinauf, bis ich nur noch seine dünnen Beine sehe. Mutter hat zu Hause ein altes Spielzeug aus Holz: eine Figur, die auf einer kleinen Leiter steht; wenn man die Leiter ein wenig schüttelt, beginnt sie sich den Sprossen entlang nach unten zu hangeln; dreht man den Stab schnell um, wirbelt sie um ihre eigene Achse und schwingt sich erneut nach unten; ein unermüdliches Purzeln und Drehen, ohne Zielpunkt, solange man sie in Bewegung hält, denn unten ist oben und oben ist unten.

Tantalus muss die über ihm hängenden Früchte immer vor sich sehen, kann sie aber nie greifen. Ganz anders Großvater. Er pflückt die reifen Äpfel, während ich die bereits heruntergefallenen Früchte auf der Wiese einsammeln und in den Korb legen soll. In einem klafft ein tiefes Loch, ein Wurm krümmt sich plötzlich in meiner Hand, ich lasse die Frucht fallen, hoffe, dass Großvater das nicht gesehen hat und den liegengebliebenen Apfel aufheben wird. Dann blinken nur noch weit oben im Baum ein paar einzelne rote Äpfel. Großvater kommt auch ihnen bei, er benutzt dazu eine riesige Schere mit gepolsterten Kappenohren an den oberen Enden. Diese steuert er mit in den Nacken gelegtem Kopf auf einen Apfel zu; das Zielen ist anstrengend und lässt ihn schwitzen; nach einigem Taumeln der langen Stangen vereinigen sich die beiden Körbchen zu einer Kugel, und Großvater zieht mit aller Kraft. Einzelne Blätter fallen herunter, ein dünner Ast, ein paar andere Äpfel, dann endlich gibt auch der Gefangene nach, Großvater öffnet die Zange über dem Korb. Einer mehr am richtigen Bestimmungsort. Wir bringen Ordnung in alles.

Später säubert Großvater die Wiese mit dem fächerförmigen Stahlrechen von gefallenen Blättern und ich hole tief Luft, wenn ich mich bücke, um einen Laubberg in meine Arme zu nehmen; ich liebe die Geruchsmischung von schwitzendem Gras und süßsaurem Most, die mir in die Nase steigt.

Einmal im Jahr steht Großvater mit Sackmesser, Säge und Metermaß ausgerüstet neben einem schwarzen Abfallsack. Ich bringe ihm die Zweige, die er vom Baum geschnitten hat, er legt sie vor sich hin und stutzt sie alle auf genau dreißig Zentimeter Länge zurecht. Dann schichtet er sie sorgfältig in die Säcke und verschnürt sie erst, wenn sie bis zum letzten Millimeter gefüllt sind.

Freihändig Fahrrad fahren ist wie Fliegen. Wir üben es auf dem asphaltierten Weg den Bahngeleisen entlang. Ich spüre den sanften Sommerabendwind auf meinen ausgebreiteten Armen, und würde ich jetzt meine Augen schließen, wäre es beinahe wie in dem Traum, den ich kürzlich gehabt habe: Ich konnte mich in der Luft fortbewegen, indem ich nur leicht mit den Armen ruderte, als würde ich im Wasser schwimmen; unter mir, auf dem Grund des Bassins, unsere Straße, das rote Hochhaus, die Bäume, die geparkten Autos. Da sehe ich hinter der Kurve einen Polizisten auftauchen, der mir in einem sich der Rechtmäßigkeit und Rolle seiner Aufgabe bewussten Tonfall eine Buße fürs Freihändig-Fahren erteilt. Nicht nur ich bin ihm und seinen Kollegen ins Netz gegangen, es ist eine ganze Gruppe von Fahrrad fahrenden Schülern, die angehalten worden sind; bei einem funktioniert außerdem nur eine Bremse, bei einem anderen weder das Vorder- noch das Rücklicht. Die Polizisten scheinen sich innerlich die Hände zu reiben ob der ahnungslosen Horden auf dem Nachhauseweg von der Schule. Nach diesem Tag wirkt die Erziehung durch Strafe: Ich fahre nicht mehr gern freihändig, weil ich jedes Mal an die Unfallgefahr und die lauernden Polizisten denken muss, die mit dem Sackgeld der Kinder abzogen.

Wir fahren in die Berge. Zwischen den Bahnwagen ein dunkler, laut ratternder Wurmfortsatz, mit Metallplatten, die aussehen wie die Trommelhälften unserer Waschmaschine und jeden Moment auseinanderzufallen drohen, wenn wir darüber hinwegbalancieren. Hinter der schwarzen Klappe des Kloschachts schiebt das Wasser alles auf die ganz dicht vorbeiflitzenden Holzschwellen. *A fonds perdu*, denke ich.

Am zweiten Ferientag wird Mutter sehr unruhig. Diesmal haben wir den Gashahn vergessen zuzudrehen, sagt sie, ich bin ganz sicher.

Im Restaurant der Pension ruft sie den Hauswart an, der in unsere Wohnung geht, um den Herd zu kontrollieren.

Das ganze Haus kann in die Luft fliegen, sagt sie, wenn der Gashahn nicht zugedreht ist.

Dann ruft der Hauswart zurück. Es sei alles in Ordnung, richtet Mutter uns aus und schüttelt den Kopf. Vielleicht weiß er nicht, in welche Richtung der Gashahn bei uns zugedreht wird, meint sie und ruft ihn noch einmal an.

Nach links, nach rechts, alles auf null?, fragt sie. Als sie den Hörer in die Gabel hängt, muss ich an den Gashahn in der Küche der Pension denken: Können wir sicher sein, dass hier das Haus nicht plötzlich in die Luft fliegt? Doch diese Gedanken behalte ich für mich.

## Roter Stier

Mutter lädt uns in ihr Schlafzimmer ein, wo ein kleiner Fernseher steht. Wir dürfen uns auf ihr Bett legen, sie drückt einen Schalter und legt sich zu uns, ein Sirren und der schwarze Punkt in der Mitte des gewölbten Bildschirms breitet sich ganz schnell über die ganze Fläche aus. Im Geflimmer fliegen wir durch ein von orangen Nebelschwaden durchzogenes All, *Once upon …* buchstabiere ich, *es war einmal* hören wir, ein Regenbogen entsteht aus Menschenköpfen, farbig gestreifte Wolken schweben durch den Himmel, violette Vögel sitzen in üppigen Bäumen, seltsame Pflanzen, eine Pyramide, auf der ein bananengelbes U-Boot thront. Und der in seinem blauen Anzug seltsam herumstaksende Kapitän Fred steigt ein und holt die Beatles, um ihm beim Befreien seines bedrohten Pepperlands zu helfen. Inmitten der zu Statuen geronnenen grauen Pfefferländerbewohner spielen sie ihr erstes Lied, *a one, a two, a three*, spielen *Sergeant Pepper's Lonely Hearts Club Band*, als Erstes regen sich die Augen der Menschen, bunte Blitze zucken durch sie hindurch, dann werden sie wieder ganz rot, grün, gelb, orange, lachen, tanzen, schwenken Windrädchen, die Vögel kehren zurück. Dem blauen Handschuh der Bösen halten die Beatles ihr Lied *Love Is All You Need* entgegen, aus *GLOVE* wird *LOVE*, die Buchstaben beschützen die Beatles und schlagen die Blauen in die Flucht. Meine Brüder singen die englischen Songtexte mit, wir hüpfen auf dem Bett herum, bis Mutter fürchtet, das Gestell könnte brechen. Dann dürfen wir noch *Heidi sucht Plätze für Tiere* im *Karussell* schauen. Heidi hat eine Topffrisur wie wir, so rundherum um den Kopf eine Linie, ihre Haare sind ganz hell, fast weiß, sie streichelt den Hund neben sich; einer sieht aus wie Lassie, und ich weine, weil wir den Collie mit den treuen Augen nicht adoptieren können.

Als ich zum ersten Mal in das Atelier komme, kann ich es kaum glauben: Alle Wände sind mit Farbe vollgekleckert. Ein Ort, wo auch Erwachsene das einfach so stehen lassen. Hier dürfen wir Blätter aufhängen und drauflosmalen. Niemand sagt mir, mal dies oder das wie in der Schule, wo wir immer wieder Erdbeeren, Äpfel oder ehrwürdige Bürgerhäuser in der Altstadt abzeichnen sollen. Ich fülle ein Blatt nach dem anderen, die Farbe läuft vom Blatt hinunter auf die Wand und bis zum Boden, doch das stört niemanden. Ich tunke einen großen Pinsel in den Farbtopf, spritze das Blatt voll. Noch immer kein Erwachsener, der mir sagt, dass ich doch bitte richtig malen soll. Die Frauen und Männer um mich herum lachen freundlich. Manchmal bringt uns Mutter hierher und holt uns erst später wieder ab, manchmal bleibt sie und malt ihre eigenen Bilder, doch in einem anderen Raum. Sie soll uns, heißt es, nicht beeinflussen. Wenn wir das Atelier verlassen, versuche ich einen Blick auf ihre Bilder zu erhaschen, sehe Figuren, die sich in seltsamen Bewegungen verrenken, die sich in sich verkriechen.

Auch Ton gibt es, schwere, feuchte Klumpen, umhüllt von Alufolie wie Schokolade, und ein weißes, mehlartiges Pulver; wenn man es mit Wasser mischt, wird daraus eine formbare Masse, Gips. Der ist schwer zu handhaben, weil er schnell trocknet. Man muss aufpassen, dass man die Hände oft abspült, sonst kann man die Finger unter der hart gewordenen Schicht nicht mehr bewegen, sie sind dann wie lebend begraben. Ich will einen Stier bauen, einen großen, mindestens halb so groß wie ich selbst. Dafür muss ich zuerst ein Gestell aus dickem Draht bauen, mit Papier und Karton darum herum, und dann Schicht um Schicht Gips auftragen. Immer wieder muss die weiße Masse trocknen, bevor ich die nächste Lage daraufklatschen kann. Das geht alles nur sehr langsam. Doch nach mehreren Wochen ist es endlich so weit, mein Stier steht da, mit kräftigen Hörnern, stolzer Brust, starken Beinen, geblähten Nüstern, und ich male ihn feuerrot an: die einzige Farbe, die für einen Stier passt. Als alles trocken ist, kann ich das massive Tier kaum tragen. Ich stelle den Stier neben mein Bett, wo er mich vor all dem beschützen soll, was mich überfällt, wenn ich das Licht lösche. Denn ich weiß seit Kurzem, dass ich auch sterben werde. Alles wird plötzlich zu Ende sein, ich kenne das Gefühl von unseren Ortswechseln; aber wenn ich eines Tages tot bin, werde ich mir nicht einmal mehr eine andere Welt vorstellen können. Der Stier soll mir helfen, beim Einschlafen an etwas anderes zu denken. Doch meistens steht er nur da wie ein unförmiger roter Klumpen auf vier Beinen.

Bei den Großeltern gibt es eine Waschzaine voller Bauklötze, viereckige, dreieckige, zylinderförmige, dazwischen liegen auch Schienen aus Holz, gerade und gekrümmte Stücke, mit Enden wie die handschuhförmigen Verbindungen von Puzzleteilchen, die man ineinanderschieben kann, und es gibt auch einige Holzpferde und Kühe. Ich baue eine kleine Stadt mit einer Eisenbahnstrecke, die über einige der Hausdächer führt, und es ärgert mich, dass die Schienen so klobig sind, dass Lokomotive und Wagen auf dieser Strecke abstürzen müssen. Dann reite ich aus, durch die Weiten der Felder und bringe die Pferde erst wieder zurück in die Koppel, als Großmutter kommt und mich auffordert, die Hände zu waschen.

In der runden Nische, um die sich die Treppe in das erste Stockwerk hinaufwindet, steht ein kräftig gebauter Mann aus dunkelgoldener Bronze mit bloßem Oberkörper und einfacher, um die Lenden geschürzter Hose, die bis knapp über seine Knie hinabreicht. Da steht er, fast so groß wie ich, und schaut mich jedes Mal unverwandt an, bevor ich die Treppe hochgehe. Er könnte nicht lebendig werden wie Pinocchio, er ist für immer unbeweglich, versteinert, verhext. So wie die schwarze Frau auf dem Bild, das im schmalen

Gang zum Schlafzimmer der Großeltern hängt. Die feine Kohlezeichnung zeigt die Urgroßmutter; ich fürchte mich vor den Augen des Porträts, die aus dem Halbdunkel hervorstechen, als wollten sie mich durchbohren.

Am Mittagstisch darf ich nur das Nötigste sagen. Großvater will Nachrichten hören. *Piep, piep, piep – piiep* macht der große Holzkasten mit den vielen Ortsnamen und Zahlen, der auf der Kommode an der Wand neben dem Esstisch steht. *Dongdong-dong …* tönt es von der Wand, wo die Standuhr zwölf Uhr schlägt, mit viel Vibrato, ehrerbietend. Großvater prüft die Zeiger seiner Taschenuhr, dreht an der Aufzugkrone, die Haut seines Halses staut sich am steifen Kragen seines Hemds, fältelt sich wie das Tischtuch an meinem Platz, wenn ich ungehörigerweise nicht still sitze, sondern auf dem Stuhl herumrutsche und mich dabei auf den Tisch stütze. Großmutter, die links am Tisch sitzt, nahe der Türe zur Küche, schöpft die Flädlisuppe aus der Porzellanschüssel, immer in der gleichen Reihenfolge, streng nach Knigge: zuerst in Großvaters Teller (der Mann im Haus), in meinen (der Gast im Haus), zum Schluss in ihren eigenen (die Hausfrau und Köchin). Ich darf nicht zu langsam essen, aber ich muss aufpassen, dass ich mit dem Löffel nicht an den Tellerrand stoße und Großvater wegen mir ein wichtiges Wort des Radiosprechers verpasst.

An ganz besonderen Tagen gibt es Buchstabensuppe. Großmutter muss mich ermahnen, die Suppe endlich leer zu löffeln, denn ich kann die Buchstaben nicht einfach in meinen Mund schieben und hinunterschlucken. Ich schiebe sie aus der Bouillon an den Tellerrand und beginne Wörter zusammenzusetzen. Ich schreibe meinen Namen, dann Großmutters Namen: *Emma* – dazu finden sich fast immer die Buchstaben. Sie lacht geschmeichelt, in Großvaters Gesicht wächst die Falte zwischen seinen Augenbrauen. Schwieriger sind lange Wörter mit speziellen Buchstaben wie *J*, *Q*, *V*, *X*. *Xaver. Jux. Quo vadis. Xylophon, Jacqueline.* Ein *Y* ist so selten wie ein vierblättriges Kleeblatt oder ein Edelweiß. Habe ich ein solches Wort schreiben können, möchte ich es aufbewahren, doch Großmutter räumt auf Geheiß des Großvaters die Suppenteller ab, um Platz für den Hauptgang zu machen.

Emma und Eduard heißen meine Großeltern, und für mich ist es selbstverständlich, dass eine Frau und ein Mann, die so ähnlich heißen, mit Namen, wie sie keiner in unserer Schulklasse trägt, zusammen sind, eine untrennbare Einheit bilden. Großvater runzelt die Stirn, seine Lippen werden noch schmaler, die durchdringende, sich in das Wohnzimmer meiner Großeltern, in ihre Fenstergardinen-, Buffetgarnitur-, Briefbeschwerer-Welt meißelnde Radiostimme spricht von *Rote Armee Fraktion* und einem Mann namens *Schleyer*, der tot im Kofferraum eines Autos liegt. *Terror* und das *Gleichgewicht des Schreckens* halten Einzug ins Esszimmer mit gesticktem Tischtuch und Pendeluhr. Erst später erfahre ich, dass der unscheinbare Lampenschirm in der Ecke aus dem Fallschirm eines abgestürzten Amerikaners gefertigt ist. Großmutter schaufelt die Omeletten auf unsere Teller, ich bedecke den Teig mit dem hellbraunen Pulver, das sie vor mich hingestellt hat, ich weiß, nicht mehr als zwei Kaffeelöffel pro Omelette. Zimt und Zucker knirschen zwischen meinen Zähnen. Großvater schaltet das Radio aus, das Ticken der Wanduhr ist nun sehr laut, das Pendel schwingt hin und her, zerschneidet die dicke Luft, die Großeltern beginnen Französisch miteinander zu sprechen, es geht um diese Armee Fraktion, vermute ich; ich weiß nur, dass Mutter zwar versteht, was sie tun, aber sie lehne, hat sie vor uns betont, Gewalt ab. Ecoute, Edi, sagt Großmutter, und ich höre zuerst nur „ekutedi" und meine, Großvater habe noch einen zweiten Vornamen, den ich nicht kenne; es folgen ein, zwei Sätze, er schüttelt den Kopf, écoute, Edi, sagt Großmutter wieder und redet weiter, écoute, Edi, er erwidert etwas, und sie sagt noch einen Satz, dann verstummen beide. Die werden nicht weit kommen, meint Großvater, sein Tonfall befiehlt das Ende der Diskussion, Großmutter beugt den Kopf über ihren Teller. Die Messer kratzen auf dem Porzellan, die selbstgemachte süße Erdbeerkonfitüre tropft als klebrige Masse aus den Omelettenwickeln, sosehr sich Emma und Eduard auch bemühen, die Teller sauber zu halten. Nachdem ich alle Omeletten, die mir

Großmutter serviert hat, aufgegessen habe, darf ich in die Küche, ein Glas holen und etwas trinken, denn Großvater ist der Meinung, dass es andersherum nicht gesund ist für den Magen. Er genehmigt sich jetzt das Gläschen Appenzeller Kräuterlikör. Immer nur eines, genau abgemessen, wie eine Medizin, die er schlucken muss, und er verzieht auch jedes Mal das Gesicht, als schmecke es ihm gar nicht.

## Easy Rider

Mutter schmuggelt mich mit meinen Brüdern ins Kino. Ich bin ganz aufgeregt, denn der Film ist ab vierzehn, und ich bin doch erst zwölf. Die Kassendame schaut aber nur kurz auf mich herunter, runzelt nicht einmal die Stirn und schiebt Mutter die vier Karten unter dem Glas durch. Mutter setzt sich zwischen uns, ich versinke tief im großen Samtsitz. Simon und Martin entdecken, dass sie mit den Klappflächen ihrer Stühle Mutprobe spielen können: Wer wagt es, seine Hand länger im Spalt zu lassen und sie erst im allerletzten Moment herauszuziehen, bevor sie ganz eingeklemmt ist? Sie beruhigen sich erst, als der Film beginnt. Ich halte mich an den Armstützen fest, denn manchmal muss ich mir im Dunkeln vorstellen, in ein bodenloses Loch zu fallen.

Die Röhrchen mit den ganz eng gerollten Geldscheinen, welche die Motorradmänner in die uterusförmigen Benzintanks schieben, beeindrucken mich am meisten; werden die so wirklich nicht nass? Die Lenkstangen, die aussehen wie die Hörner riesiger Stiere. Das Brüllen der Motorräder, die wie mit einem Lineal gezogenen Straßen durch staubige Ebenen, so weit das Auge reicht. *Born to be wild, boorn to be wiiiild*, die langen Haare der beiden Männer wehen im Wind. Simon und Martin starren gebannt auf die Leinwand.

In der Pause beschließt Mutter, mit mir nach Hause zu gehen, es werde noch geschossen, meint sie, der Film ende zu brutal, das wolle sie mir nicht zumuten. Sie nimmt mich an der Hand und führt mich an dem Mann vorbei, der auf einer waagrechten Holzfläche vor seinem Bauch Eiscornets, Caramelbonbons und Schokolademandeln verkauft. Ich fühle mich betrogen: Warum hat sie mir das nicht vorher gesagt? Aber ich bin auch erleichtert, weil ich die ganze Zeit habe daran denken müssen, dass ich sicher die einzige Zwölfjährige in dem Kino bin und man mich früher oder später entdeckt hätte.

Das Licht geht an und eine Stimme sagt: Alle, die noch nicht vierzehn Jahre sind, aufstehen! Ich drücke mich tief in den Sessel und versuche dabei älter auszusehen. Doch der Suchscheinwerfer bleibt am Ende doch auf mir stehen.

Auf dem Nachhauseweg erzählt mir Mutter den zweiten Teil des Films. Ich verstehe nicht, warum Männer mit Baseballschlägern auf die Hippies losgehen und zum Schluss die Motorradmänner einfach niedergeschossen werden. Ich frage: Warum? Aber warum? Ich sehe immer andere Bilder vor mir, wie die Männer sterben, ich will von Mutter wissen, wie das genau passiert, wer was warum macht, was im Film alles noch zu sehen ist. Der eine fällt stark verletzt vom Motorrad, und der andere fährt los, um Hilfe zu holen, sagt sie, doch, sie zögert, sie erschießen auch ihn. Die Menschen dort auf dem Land mögen niemanden, der anders ist als sie selbst, erklärt sie. Ich aber will das nicht akzeptieren, und es ist umso grausamer, dass die Geschichte im Kino alle zwei Stunden wieder so endet.

Auch für die „Jugendunruhen“ bin ich gerade noch ein wenig zu klein, auch hier fehlen mir wieder die entscheidenden drei, vier Jahre. Martin und Simon werden „jugendliche Demonstranten“, „Hausbesetzer“, „Sympathisanten“ eines autonomen Jugendzentrums, kurz: *AJZ* – eine Abkürzung, die in meinen Ohren unfreundlich militärisch klingt. Stolz breiten sie die erbeuteten Gummigeschosse auf unserem Wohnzimmertisch aus, ich bin überrascht, wie hart Gummi sein kann, die achteckigen schwarzen Zylinder geben nicht nach, auch wenn wir sie mit aller Kraft zusammendrücken, Mutter schüttelt den Kopf über die Polizei, ermahnt Martin und Simon, vorsichtig zu sein, und nachdem meine Brüder noch lange die schützende Wirkung von Taschentüchern und Zitronen gegen Tränengasschwaden diskutiert haben, bittet sie sie mit ironischem Ton, den Tisch nun aber zu räumen, jetzt wolle sie den Tisch fürs Essen zurückhaben.

Ich möchte am Wochenende gegen das geplante Atomkraftwerk, das nur etwas mehr als zehn Kilometer von der Stadt entfernt gebaut werden soll, protestieren, und ich versuche Mutter zu überzeugen, dass die Demonstration an diesem Wochenende friedlich und gänzlich ungefährlich verlaufen wird. Es soll eine

Menschenkette gebildet werden, und wenn ich auch dabei sein kann, wird sie noch ein wenig länger. Ich möchte nicht radioaktiv verseucht werden, ich kenne die Halbwertzeiten von Polonium, Uran, Plutonium, Strontium und Cäsium, es beginnt mit Übelkeit, Erbrechen, Kopfweh, führt zu Haarausfall, Fieber, Durchfall, Krämpfen, und wer überlebt, gebiert missgebildete Kinder, wie die Menschen in Hiroshima. Am Ende kommt Mutter mit und gibt mir die Hand. Es regnet, und ich sehe immer nur wenige Menschen vor und nach mir, viele von ihnen mit langen Haaren, denn so ist es zurzeit Mode. Wir stehen auf der Straße vom Bahnhof zum Protestgelände in anhaltendem Nieselregen herum, irgendwie bin ich enttäuscht, dass nicht mehr zu sehen ist, die Kette gibt es nur als Vorstellung, und dann löst sich die Reihe schon auf.

Der schönste Moment ist jener, als sich viele Menschen auf einem immer mehr verschlammenden Platz versammeln und der Mann mit dem Cello auf die Bühne tritt. Als alle ein Lied mitsingen und Übermut und Fröhlichkeit die Menschen ergreift, muss ich den Kopf einziehen. „Gänsehaut“, denke ich, das gibt es tatsächlich, als ich die aufrecht stehenden Härchen an meinem Arm entdecke; ein Effekt, der mir so wundersam erscheint wie der Moment, wenn ein Pfau im Zoo plötzlich sein Rad schlägt. Man kann nichts dazu tun, um es auszulösen, man kann nur demütig auf einen solchen Augenblick warten. Und der Zauber ist, ehe man es sich versieht, wieder vorbei.

Soundsoviele Kilometer seien es gewesen, mehrere tausend Menschen in der Kette, sagt Mutter später, das sei im Radio gemeldet worden. Und es sei wahrscheinlich, dass das AKW nie gebaut werde, weil der Widerstand so groß sei. Als ich vor Freude auf und ab hüpfe, nennt mich Mutter „euphorisch“: ein neuer, schöner Klang für meinen Wortschatz.

Ich trage stolz den gelben Ansteckknopf, der eine glückliche orange Sonne zeigt, um sie herum steht geschrieben: *Atomkraft? Nein danke!* Überall sind Knöpfe und Sticker in diesen Tagen zu sehen: auf Mänteln, auf Taschen, auf Autohecks, auf Fahrrädern. Daneben heften manche bald auch einen zweiten Sticker mit der Aufschrift: *Nix Nuclex*. Martin und Simon erzählen aufgeregt, wie auch sie sich auf den Boden vor dem Messegelände gesetzt hätten, um gegen die Kerntechnologiemesse zu demonstrieren, mit vielen anderen Schülern und sogar einigen Lehrern. Mutter lässt sie gewähren, doch sie warnt sie, sie sollen sich zurückhalten. Das scheinen sie zu beherzigen; zumindest werden sie nie von der Polizei verhaftet.

Mutter schenkt mir Astrid Lindgrens *Ronja Räubertochter*, doch das Buch kommt spät. Zora und Pippi und Ronja: Ich denke, ich bin dafür schon ein wenig zu alt, weiß das Mutter nicht? Aber ich vergesse schon bald meinen Widerstand gegen eine „Geschichte für Kinder“ und werde Ronja und Birk Borkasohn. In

Mattis Sehnsucht nach seiner Tochter Ronja klingt noch einmal etwas an, was ich vergessen habe, ein verwehtes Echo einer Erinnerung, die ich nicht benennen kann.

Wegen Mutters Fernsehkontrolle verpassen wir jene *CH-Magazin*-Sendung im Schweizer Fernsehen, in der eine als Frau Müller verkleidete „Vertreterin der Jugendbewegung“ nach dem gewaltsamen Eingreifen der Polizei gegen eine nicht bewilligte Demonstration fordert, man solle doch die Jugendlichen gleich an die Wand stellen oder statt Wasser Säure oder Napalm einsetzen. Sekundiert wird sie von einem Herrn Müller, der abschließend meint: Moskau, kann ich nur sagen, Moskau! Die Rebellion ist ausgebrochen, doch während ein Freund von Simon auch zu Hause gegen seinen konservativen Regierungsrats-Vater kämpft, sagt uns Mutter nur, wir seien alt genug, um selbst Verantwortung für uns zu übernehmen. Und dass wir, wenn wir zu spät ins Bett gingen, selbst schuld seien, wenn wir am nächsten Tag müde wären.

Die Erziehung zur Selbsterziehung wirkt, ich bin jetzt fast immer vernünftiger als meine Klassenkameraden, ziehe die Konsequenzen in Betracht. Simon beginnt mit seinem Kontrabass in einem Orchester zu spielen, Martin wird Schlagzeuger in einer Band mit einem coolen Namen und investiert Monate in den stabilen Unterbau für eine Modelleisenbahn. Wenn wir das nächste Mal umziehen, muss er alles wieder abbauen, das wird Wochen dauern. Simon, Mutter und ich beobachten das zeitlupenartige Wachsen des Modells. Respektvoll, bewundernd, mit Vertrauen in Martins stumme, umsichtige Planung einer perfekten kleinen Welt, eines genügsamen, harmonischen, in sich geschlossenen Kreislaufs. Doch mit der Zeit beschleicht uns die Ahnung, dass wir das Ganze vielleicht nie in fertigem Zustand sehen werden, weil es damit so langsam vorangeht. Mutter scherzt: Bei einem Erdbeben wird das Haus einstürzen, nur dein Gestell wird noch stehen. Doch sie erinnert sich auch daran, dass Martin überraschen kann; er habe lange nicht geredet, und sie habe nach fast vier Jahren gedacht, er werde vielleicht nie sprechen – da sagte er eines Tages gleich einen ganzen Satz.

Martin zeichnet sein Eisenbahnprojekt in allen Details auf, vor uns entsteht eine Landschaft auf mehreren Ebenen, mit Tunnels und verschiedenen Gucklöchern, damit man sehen kann, wie die Lokomotive die leuchtenden Wagen hinter sich durchs Dunkel zieht, mit Hügeln und Ebenen dazwischen. In Schachteln und Plastikbeuteln liegen Einzelteile bereit; die schimmernden grünen Kunststoffflöckchen sind Wiese, die Stäbchen und Plättchen in Weiß, Rot, Gelb, Braun sind Häuser, in weiteren Säckchen sehe ich winzige Menschen, Kühe, Bäume, Bahnschwellen, Signalkreuze, Barrieren. Tagelang pinselt Martin an den gestrichelten Mittelstreifen der Miniaturstraßen.

Graue Striche auf Weiß, erzählt uns Mutter, soll er eines Nachts im Schlaf gemurmelt haben. Sie habe ihn geneckt: Du meinst wohl Weiß auf Grau?, worauf er gemeint habe: Du hast keine Ahnung.

Mutter liebt solche Geschichten mit Pointe, es sind die Geschichten von uns vieren als Familie, die sie in die Fotoalben zwischen die Bilder schreibt; da sammelt sie auch unsere kindlichen Versprecher, merkwürdige Wortbildungen, unsere ersten Zeichnungen und Schreibversuche. Als ich die Fotografie meiner Klasse nach Hause bringe, zeichnet sie mit Filzstift einen dicken, auf mich weisenden Pfeil und schreibt dazu: „Meine Wenigkeit." Das klingt für mich so fremd wie „Seine Majestät", und weder das eine noch das andere passt zu mir, finde ich und ärgere mich. Vor allem über den Strich auf dem Foto, den man nicht mehr wegwischen kann. Später wird sie in viele Bücher quer über die Textseiten und Bilder Bemerkungen schreiben; manchmal ist es ein Kommentar, der sich auf die entsprechende Seite bezieht, aber meistens ist für mich der Zusammenhang nicht erkennbar, die großen, schräg über ganze Seiten hingekritzelten Buchstaben nehmen keine Rücksicht auf eine sorgfältige Gestaltung, ein wertvolles Papier, einen teuren Kunstband; sie, die mich dazu angehalten hat, ein Buch sorgfältig zu behandeln, wenn, dann nur mit Bleistift hineinzuschreiben und Buchzeichen zu verwenden, knickt schiefe Eselsohren in zahlreiche Seiten, verunstaltet rücksichtslos und scheinbar wahllos mit Kugelschreiber oder Filzstift ganze Bücher – als seien die Bücher der Trichter gewesen, den sie öffnete, um hineinzuschreien. Ein Wüten gegen das, was einen wichtigen Teil ihrer Welt ausmachte, ein selbstzerstörerischer Akt, an den ich später wieder denken musste, als ich die geritzten Arme einer Sechzehnjährigen sah. Ihre Wunden würden immer sichtbar sein. Viele Bücher in der Bibliothek meiner Mutter erhielten eine solche Markierung, eine Art Brandzeichen.

Simon und Martin streiten sich. Diesmal geht es um ein Geschenk, das Vater geschickt hat; der eine hat die Schallplatte erhalten – Martin ist eben sechzehn Jahre alt geworden –, der andere hat sie ihm weggenommen, weil er sie auch einmal hören wollte. Sie schlagen mit den Türen, einer rennt dem anderen nach, sie schreien sich an. Mutter ist nicht zu Hause, sonst wäre sie bald einmal dazwischengegangen. Es geht hin und her, ich kann zuhören und beobachten, denn für einmal bin ich nicht Teil des Knäuels, und dann habe ich eine Idee: Ich zeichne ihren Dialog auf eine der Kassetten auf, mit denen ich mich manchmal selbst aufnehme, wenn ich Klavier spiele, weil ich entdeckt habe, dass es anders klingt, wenn ich so zuhöre, als ob nicht ich spielte. Dann erst weiß ich, was ich besser machen sollte.

Nachdem es in unserer Wohnung ruhig geworden ist, spule ich die Kassette zurück, nehme ein Blatt

Papier und beginne, den Dialog von Simon und Martin aufzuschreiben, doch ich komme kaum nach, muss immer wieder zurückspulen.

Du weißt genau, dass ich –

Gib mir endlich –

Du hast sie mir einfach geklaut –

Das nächste Mal, wenn ich –

Das Blatt mit den kurzen, teilweise abgebrochenen Sätzen sieht am Ende meiner Transkription weniger wie ein Versdrama aus als nach vielen Versuchen, dasselbe immer wieder mit ähnlichen Worten zu sagen. Doch je öfter ich das Blatt lese, desto mehr lösen sich die Sätze von meinen Brüdern, ihren Stimmen, unserer Wohnung, werden Zwiddeldum und Zwiddeldei und von einer Krähe verjagt.

Wir gehen nun öfter zu viert ins Kino. Die glitzernden Lichter locken, der dunkle Raum, ich liebe es, in ihm zu versinken, die Menschen im Raum nur zu hören, bevor das Licht auf die große Leinwand fällt. Heimlich beobachte ich Mutter von der Seite, versuche zu sehen, wie sie im Dunkeln mit den Menschen auf der Leinwand Zwiesprache hält, wie sie sie in sich hineinlässt und danach noch leise schimmert, bis wir zu Hause sind. Zum Kinobesuch gehört das Studium der in den Vitrinen ausgehängten Stills, die, so stelle ich mir vor, so heißen, weil sie so still, ohne Stimmen, Geräusche, Musik hinter den Glasscheiben hängen, sie vermitteln eine geheimnisvolle Ahnung der Filme. Ich suche den Blickwinkel, aus dem das Glas am wenigsten spiegelt, und betrachte eingehend ein Bild nach dem anderen. Die Momentaufnahmen aus verschiedenen Szenen schiebe ich in wechselnde Reihenfolgen, in eine Bildabfolge, die zur beschriebenen Handlung passen könnte, denke mir eine Geschichte aus. Die Gestaltung der Plakate und der Rahmen der Stills und dazu die Werbevorfilme sind Hinweise wie Buchtitel, Puzzleteile, die ich mir zusammensetze; aufgrund der Farben und der Mimik der Gesichter, aber vor allem aufgrund der dargestellten Situationen, der eingefrorenen Aktionen komme ich zur Entscheidung, ob mich ein Film interessiert. Die Verheißung ist genauso wichtig wie der tatsächliche Film, der nur eine Möglichkeit von vielen ist.

Wir stehen Schlange vor *Die Schweizermacher* von Rolf Lyssy, wieder im Regen; ich lache, dass wahrscheinlich ihre braunen (statt dunkelgrauen) Abfallsäcke und die fehlenden Vorhänge schuld sind, dass die Tänzerin Vakulic nicht Schweizerin werden darf. In unserer Wohnung hängen ja auch keine Vorhänge. Doch während Fischer alias Emil Steinberger am Ende Vakulic heiratet, bleibt Bodmer grundsätzlich unverändert, und Aus-der-Reihe-Tanzen wird weiterhin geahndet werden. Nach dem Film stehe ich wieder vor den Glasvitrinen, füge die Stills am richtigen Ort in den Strom der bewegten Bilder ein und empfinde dabei eine Befriedigung, als hätte ich die Lösung eines schwierigen Rätsels gefunden.

Als er uns einen Aufsatz zurückgibt, sagt der Deutschlehrer, wer die Rechtschreibregeln gut beherrsche, der könne sich eben vor allem gut anpassen. Das verstehe ich nicht. Ich weiß, wie man was schreibt, weil ich viel lese, das ist meine Welt, in ihr bin ich zu Hause. Und ich will gut in der Schule sein, weil Mutter, die jeden Tag zur Arbeit geht, zu Hause wäscht, kocht, putzt und sich um uns drei kümmert, dann diese Sorge weniger hat. Wörter zeigen für mich ihre Schönheit, wenn sie richtig geschrieben sind, sonst sind sie verstümmelt, entstellt, in einer falschen Form gefangen wie Kalif Storch, der mit seinem Schnabel so lange klappern kann, wie er will, er wird nie von Menschen verstanden werden. Nur so geschrieben, wie die Wörter heißen, wenn sie sie selbst sind, können sie zu klingen beginnen. Schreiben ist wie mit verbundenen Augen zu gehen und doch nicht zu fallen.

## Elektroschocks

Großvater verbringt immer mehr Zeit mit den Abfalleimern. Er leert ihren Inhalt auf ausgebreitete Zeitungen aus und inspiziert alles genau, hält Großmutter dazu an, nicht so viel Essbares, unter anderem Reste von Brotrinden und Schalen von Früchten, wegzuwerfen. Er scheidet einen Teil des Mülls aus und kippt ihn in einen bereits vollen – dunkelgrauen – Sack, dann schichtet er den Rest wieder neu ein, nachdem er die Innenwände der *Ochsner*-Kübel mit frischem Zeitungspapier dicht ausgekleidet hat.

Am späteren Nachmittag, wenn Großmutter kocht, ich ihr in der Küche gekochte Beeren durch ein Sieb pressen und Suppe zubereiten, Fleisch würzen oder Eier schlagen helfe, verschwindet er in seinem Büro und bleibt dort hinter der Schiebetür verschwunden, bis Großmutter den Gong holt und mir den Filzschläger in die Hand legt. Das ist der einzige Moment während des Tages, da ich Großvaters Schiebetür öffnen darf. Da sitzt er mit stockgeradem Rücken am Tisch und zieht mit seiner rechten Hand die kratzende Feder des Füllhalters mit genau bemessenen Bewegungen über das Blatt. Er zieht die Linien nach, die er mit Bleistift vorgezeichnet hat, mit wieder und wieder gespitzten Holzstiften, auf die er längliche Metallkappen setzt, um die Stummel bis auf den letzten Zentimeter zu verwerten. Die gestochen scharfen, steilen Zahlen setzt er präzise untereinander. Seine spitze

Nase passt zu seinen Buchstaben und Zahlen, seiner Buchführung über Strümpfe: 2.40, Schuhe, neue Sohlen: Fr. 7.80, Tramkarte: 2.–, Emmy Haushalt: 70.–. Wenn ich bei ihm stehe, legt er die Stifte sorgfältig in der immer selben Anordnung in die dafür vorgesehene Mulde in der obersten Schreibtischschublade, schiebt die Blätter übereinander, bis sie exakt bündig sind, legt sie in eine Ledermappe und zieht eine zweite Schublade auf. Dann sieht sein Tisch wieder so aus, als würde nie darauf gearbeitet. Außer der dunkelgrünen Schreibunterlage und einem Tintenspenderfässchen, das er jetzt zuschraubt, ist die glänzende Tischfläche leer.

Einmal sagt er: Was sind denn das für Kleider?, schaut missbilligend an mir herunter. Ich trage die Bluse, die ich selbst gefärbt habe, in diesem ganz besonderen Lilaton, und ein helles Kreismuster gibt es auch darauf, das ist der Teil des Hemdes, den ich sorgfältig abgebunden habe, damit hier der Stoff die Farbe weniger annimmt. Dazu trage ich meine Manchesterhosen mit den Leder-Knieschonern, die mir Mutter darauf genäht hat, nachdem der Stoff durchgescheuert war und erste Löcher zeigte. Und um meinen Hals habe ich mir ein Halstuch gebunden, genauer: eine der Baumwollwindeln, die ich dunkelblau gefärbt habe. Dass man das heute so macht, dass das viele so machen, scheint Großvater nicht zu wissen.

Großmutter sagt etwas zu ihm auf Französisch, ganz schnell, sodass ich es nicht verstehen kann, obwohl ich schon seit einem Jahr in der Schule

Französisch lerne. Aber das klingt so gar nicht wie die Übungssätzchen aus dem Sprachbuch, die wir stockend und oft unterbrochen von der Lehrerin vorlesen. Englisch hingegen sprechen die Großeltern in meiner Anwesenheit miteinander kaum, weil sie wissen, dass ich sie verstehen könnte. Englisch habe ich mit den Untertiteln der Filme gelernt, mehr als in der Schule, wo die Lehrerin mit uns jetzt *The Tempest* zu lesen versucht; in meinem Aufruhr über so viel neue Sprachklänge und wundersamste Vorgänge, in diesem Wechselbad von Zerwürfnissen und Rachedurst, Sehnsüchten und Versöhnungen hin und her geworfen wünsche ich mir, auch meinen zarten Ariel zu haben, der sich wie Pippi gerne über Beamte, Polizisten, böse Menschen und engstirnige Nachbarn lustig macht und für Freunde Schicksal zaubert.

Mutter hat einen Mann kennengelernt und zeigt uns Fotos von ihm und seinen zwei Kindern: ein Mädchen, wenig älter als ich, und einen Sohn, älter als Simon und Martin.

So hättest du endlich eine Schwester, meint sie.

Ich brauche aber keine fremde Schwester. Wir sind schon eine Familie.

Ich komme in die „Pubertät“, wie es Mutter nennt. Dieses Alter, in dem man unzurechnungsfähig und schwierig werde, sagt sie, insbesondere die Mädchen. Ich bin jetzt dreizehn und betrachte die kommenden

Jahre als unabwendbare Durchgangsphase, um erwachsen werden zu können. Ich lese die Bücher über Pubertät, die in Mutters Büchergestell stehen, und beobachte mein Verhalten, entdecke das „Pubertäre" daran, versuche, möglichst wenig launenhaft zu sein, um unsere alleinerziehende und berufstätige Mutter nicht zu belasten; trotzig zu sein scheint mir lächerlich, wenn ich weiß, dass ich mich in einer „zweiten Trotzphase" befinde. Ich entdecke weitere Bücher, über Interpretationen von Rorschachtests, falsche Du-Botschaften, ich meine mich in Alice Millers „begabtem Kind" zu erkennen und bin fasziniert von Fallbeispielen: einfach dargelegt und noch schneller geheilt; sie sind beruhigende, weil gut endende, Hoffnung spendende Geschichten. Man muss nur die richtigen Fragen und die richtige Diagnose stellen, dann ist es ein Leichtes, so scheint es mir, das Unterbewusstsein auszutricksen; das ist so ähnlich wie die Herleitung der Lösung eines Kreuzworträtsels oder einer mathematischen Aufgabe.

Ins Kino gehe ich mittlerweile am liebsten allein. Während *Kramer vs. Kramer* verspüre ich ein trockenes Würgen im Hals, weil Dustin Hoffman am Morgen mit dem Sohn das Frühstück zubereitet, mit ihm spricht, sich für seine Fragen Zeit nimmt und vor Gericht um ihn kämpft. Dustin Hoffman und Meryl Streep kommen eines Tages vielleicht sogar wieder zusammen, doch das gibt es nur im Film. Plötzlich tut es wieder weh, dass Vater nicht da ist. Oder vielmehr:

dass kein Vater da ist. Ich weiß nicht mehr, wie es ist, mit einem Vater zu leben, ich kenne ihn kaum. Dennoch mehrere Tage Phantomschmerz. Aber keine Frage an Mutter, weil ihre Stimme immer so flach wird, falls sie überhaupt in einem Satz Vater erwähnt.

*Full fathom five thy father lies;*
*Of his bones are coral made;*
*Those are pearls that were his eyes …*

Mutter meint, es sei ganz gut, dass ich mir *Invasion of the Body Snatchers* nicht habe ansehen können, der habe ihr richtig Angst gemacht, schlimmer sei nur *The Birds*; mir reicht bereits das Wort *Body Snatchers*, in meiner Fantasie ist eine Armee menschenverschlingender Monster aufmarschiert, die nicht aufzuhalten ist. Ich zucke jetzt immer ein wenig zusammen, wenn Vögel tief fliegen oder sich zu Schwärmen zusammenfinden, denn man weiß nie, ob sie nicht plötzlich mit ihren spitzen Schnäbeln angreifen. Schließlich stammen die Vögel, wie uns der Biologielehrer erklärt, sehr wahrscheinlich von baumlebenden Reptilien ab.

Immer mehr rote Punkte sprießen in meinem Gesicht, meist über Nacht. Mutter erzählt mir, sie habe in meinem Alter auch so ausgesehen. Das geht vorbei, sagt sie, spätestens, wenn du Kinder bekommst. Ihre Mutter habe ihr gesagt: Kind, du siehst aus wie ein Streuselkuchen, so sieht dich doch kein Mann an!

Einmal in der Woche fährt Großvater aus. Am späten Nachmittag manövriert er das Auto aus der Garage, fährt mit dem Lappen über die Karosserie, poliert die gewölbten Metallschienen rund um den Bauch des senfgelben Volvos, wischt über die viereckige Schnauze, bis sie glänzt. Großmutter und mich nimmt er ein Stück weit in Richtung seines Ausflugsziels mit, vor den Lebensmittelladen oder zur Tramstation, zehn von den fünfzehn Minuten, die er braucht, um in das Restaurant zu gelangen, in dessen Keller er mit anderen Männern einen Abend lang schwere Kugeln auf die Kegelbahn schiebt. Dann setzt er sich wieder ins Auto und fährt die Straße hoch nach Hause. Ich höre in der Dunkelheit, wie er das Auto vorsichtig zirkelnd und mehrmals ansetzend in die Garage fährt.

Im Kino jetzt Jessica Lange in *Frances*, als Hollywoodschauspielerin Frances Farmer, die nach Alkohol- und Medikamentenexzessen in eine psychiatrische Klinik eingewiesen wird. Nach der Diagnose Schizophrenie erhält sie mehrere Elektroschockbehandlungen, ebenso eine Hydrotherapie, was bedeutet, dass sie stundenlang in einer mit eiskaltem Wasser gefüllten Badewanne liegen muss. Diesmal sitze ich eher am Rand der Sitzreihe und verlasse den Kinosaal für einige Minuten, weil ich es nicht mehr ertrage, dass eine so schöne und eigenwillige Frau zerstört wird. Noch weiß ich nicht, was zwei Jahre später mit meiner Mutter geschehen wird.

Mit *Frances* wird Jessica Lange ein Star, und schon fragen die Medien, ob sie mit dem enormen Druck der Produzenten und der gierigen Öffentlichkeit besser umgehen kann als die Frau, in deren Haut sie geschlüpft ist. Wenn nicht, wiederholt sich die Geschichte.

Die Sternenkinder sind tot. Verrenkte Beine, achtlos übereinandergeworfen, ein Bagger, der die ausgezehrten Körper vor sich hin in riesige Gruben schiebt, reglose Augen aus dunklen Höhlen. Die Duschen, in denen sie vergast wurden, mit Zyklon B. Zwillingskinder, die sich in Richtung Lagerausgang bewegen; an ihnen, sagt die mahnende Kommentarstimme, übten die Nazis medizinische Experimente aus. Es darf nie wieder geschehen. Nie wieder!, endet der Film, den uns die Geschichtslehrerin vorführt, auf einem leicht gebogenen Fernsehbildschirm, der alles noch grotesker erscheinen lässt. Nie wieder, wettert sie gleich nach Ende des Abspanns, sei eine verlogene Mahnung, Geschichte wiederhole sich nie, die Bedingungen veränderten sich laufend, doch wir müssten wachsam und kritisch sein; die Warnung „nie wieder" sei sonst nur eine Verharmlosung, ja: ein Ablenkungsmanöver; ein Völkermord könne jederzeit passieren, sei seit 1945 auch schon wieder geschehen, und einen Genozid habe es beispielsweise schon 1915 an den Armeniern gegeben. Wir blinzeln im Neonlicht des Zimmers, noch benommen von der Flut der Bilder, wir können den Sinn dessen, was die Lehrerin, die sich in Rage geredet hat, sagt, nicht verstehen. Für uns ist dieses eine Mal unfassbar und wir haben viele Fragen. Doch sie schickt uns nach Hause, und wir verabschieden uns draußen im Flüsterton voneinander.

Als ich Mutter von dem Film erzähle und merke, dass ich nicht zu benennen wage, was ich gesehen habe, sagt sie, als sei dies eine Selbstverständlichkeit, an die sie mich gerade einmal kurz erinnern will: Dein Vater ist ja auch jüdisch. – Nun bin ich vollkommen verwirrt, mein Entsetzen und meine Wut schlagen in ein diffuses Gefühl der Bedrohung um. Tirza im Kibbuz, wo die Überlebenden aus Europa ankommen, die Sternenkinder in Amsterdam, die Denunziationen und Deportationen erleben, in ein „Judenviertel" umziehen müssen, dann ins „Sternhaus" und schließlich ins Durchgangslager kommen, wo jeden Montag Züge voller Menschen nach Bergen-Belsen gefahren werden: Sie sind nicht mehr wie Giorgio aus Sonogno, der elternlose Silas oder Ramón Caldera Kinder, die ich wie Brüder und Schwestern beschützen und verstecken will, sondern ich bin sie. Irgendwie habe ich das geahnt. Dennoch ist mir jetzt, als hätte man mir ein schweres Paket übergeben, das ich aber nicht öffnen kann und darf, weil es zu früh oder zu spät, jedenfalls nicht zur richtigen Zeit angekommen ist. Ich suche in der Bibliothek nach Büchern über den Zweiten Weltkrieg, blättere ängstlich in ihnen, nicht zu langsam, stelle sie wieder ins Regal, doch die erhaschten Fotografien lassen mich nicht mehr los, ich stelle mir vor, wie ich Hunger, Kälte, Erschöpfung und Verzweiflung getrotzt hätte, wie stark ich noch sein könnte, wenn ich alles verlöre, am Ende meine Schuhe, meine Haare, meine Zähne; als ich die Angst zu träumen beginne, in einem dieser engen Verschläge in einem Konzentrationslager eingepfercht zu sein und nicht zu wissen, was der nächste Tag bringen würde, ertrage ich es nicht mehr und gehe an dem Regal mit diesen Büchern wieder vorbei. Doch ich sehe oft dorthin und denke, später, wenn ich etwas älter bin, werde ich das alles genau lesen.

Wenn ich auf eine Zeichnung in der Zeitung zeige und Mutter frage, was damit gemeint ist, versucht sie manchmal, mir die Karikatur zu erklären. Aber oft sagt sie: Das kannst du noch nicht verstehen, dafür musst du noch ein paar Jahre älter sein.

Großmutter bittet mich, die Betten mit den frisch duftenden Leintüchern und den Wolldecken neu zu beziehen. Ich breite aus, knie neben den Matratzenecken, das alte Holzbett ist ein unverrückbarer Koloss, die Matratze eine dicke, schwere Zunge, ich zupfe und ziehe, gerate ins Schwitzen, doch immer neue Falten durchziehen die weißen Flächen, die Wolldecken liegen noch immer säuberlich geschichtet auf der Kommode. Da kommt Großmutter wieder herein, sieht die Betten und wird laut. Ich solle mich schämen, ob wir denn zu Hause nie Betten beziehen müssten, ob ich das nie gelernt hätte, das sei ein großes

Versäumnis unserer Mutter, wie sie uns denn erziehe, sie erziehe uns wohl gar nicht, sie habe schon gedacht, das könne nicht gut gehen, wir wüssten nichts von dem, was wichtig sei, verwildern lasse sie uns. Diese Großmutter kenne ich nicht, sie hat ein ganz anderes Gesicht, massive Backenknochen, die Lachgrübchen sind verschwunden, ihre Augen stechen in meine Brust. Sie reißt alle Laken wieder von den Matratzen, beginnt von vorne, jetzt dirigiert sie mich, dann machst du das hier fest und dann dort, das Bett steht zwischen uns wie ein breiter Graben, der uns trennt, habt ihr das wirklich nie gelernt?, fragt sie noch einmal aufgebracht, und ich versuche etwas von *nordisch schlafen* zu sagen, so nennt man das, wie wir das zu Hause machen, mit Fixleintuch und Bettdecke, ohne Oberleintuch dazwischen, weil das einfacher ist und schneller geht, so wie Großmutter und Großvater in ihrem Bett schläft ja wohl niemand mehr, denke ich, und wie man Bezüge über Kissen und Daunendecken stülpt, dass man mit den Händen in die Stoffsäcke fährt und durch deren Ecken hindurch nach den Ecken der Bettdecken greift und dann Innenseite auf Innenseite schiebt, das weiß ich schon. Aber Großmutter schüttelt nur den Kopf, als sei *nordisch schlafen* etwas Barbarisches, eine anstößige Angewohnheit, unschicklich, liederlich, *so* kann man doch nicht schlafen, so kann man doch nicht *schlafen*, und langsam mischt sich in ihre Empörung auch Mitleid mit mir, mit uns Kindern, die so aufwachsen.

## Soft Ice

In den Sommerferien arbeite ich im Restaurant des Zoologischen Gartens. Ich bestreiche tagelang Sandwiches mit Butter und Senf, eine gefaltete Schinkenscheibe, zwei Salzgurken, Deckel darauf, in den Papiersack schieben, die Enden festhalten und den Sack darum herum schwingen lassen. Dann zwei Tage Kartoffeln schälen, drei Tage Salat waschen, bis meine Hände vom kalten Wasser steif und schrumpelig sind, ein Tag Pommes frites im Metallnetz im Öl brutzeln lassen, tagelang dieselben Handgriffe. Am späten Nachmittag darf ich manchmal ein zerdrücktes Vermicelles essen, das sonst fortgeworfen würde, oder etwas Schokoladecrème oder was sonst so übrig ist aus der Patisserieproduktion, wo ich nie eingesetzt werde, weil es dort auf jedes Detail ankommt, wie man mir sagt, da kann man keine Schüler als Hilfskräfte einsetzen. 5 Franken pro Stunde verdiene ich beim ersten Mal, später werden daraus 7 Franken, ich verdiene mir Geld fürs Kino, ich schiebe jeden Morgen und jeden Abend die Stempelkarte in den Schlitz, zähle im Kopf die Stunden zusammen und das mal sieben, aus zweistelligen Zahlen wird schnell eine dreistellige und dann reicht das Geld, um mit zwei Klassenkameradinnen und Interrailticket mit der Fähre von Calais nach Dover überzusetzen; von *picking potatoes* aus staubiger Erde in einem heißen Devon reisen wir über feuchte Hochmoore im Lake District bis zu den schottischen

Schafherden und dem ersten Glas Whisky nördlich von Edinburgh.

Zurück im Zoo, im milden Herbst, werde ich für den Soft-Ice-Stand beim Affenfelsen eingeteilt. Drei Kipphebel sind seitlich an dem Aluminiumquader angebracht: einer für Vanille-, einer für rosa Erdbeerwellen und einer für weiß-rosa gestreifte. Oben schüttet man eine klebrige Flüssigkeit aus großen Dosen in die Behälter, unten kommt das Ice heraus. Aber der Verwandlungszauber funktioniert nur, wenn die Maschine eine Ladung lang genug kühlen kann. An einem heißen Tag umlagern mich Zoobesucher, Kinder schreien Glacé! Glacé!, Erwachsene beschweren sich, ob das nicht schneller gehen könne, ich heble und heble, Einfrankenfünfzigbitte, Einfrankenfünfzigdanke, die getürmten Cornets werden mir ungeduldig aus der Hand gerissen, Dreifranken, Vierfrankenfünfzigdanke, ich drehe mich wieder zur Maschine, ziehe den Hebel, doch was ist das, es kommen keine süßen, gerippten Bandwürmer mehr aus dem Kasten, sondern nur noch halbgefrorene in stockenden Schüben, dann eine Brühe, die an meinen Händen klebt, die Kühlaggregatstangen glühen, vor mir enttäuschte, erzürnte, empörte Gesichter, es tut mir leid, stammle ich, Kinder brüllen los, Eltern reden böse auf sie und mich ein, Kinder weinen, weil es kein Soft Ice gibt, jetzt sofort, der Zoobesuch ist verdorben.

Als die Maschine mit dem Kühlen endlich wieder nachkommt und aus Zuckerwasser die geringelten

Krönchen formt, nach einer Viertelstunde oder einer halben Stunde, mir kommt die Wartezeit, während der ich zur Kontrolle immer wieder einen Hebel betätige, um ihn schnell wieder in die Ausgangsposition zu bringen, weil das Ice noch kein Ice ist, qualvoll lange vor, interessiert sich keiner mehr für Eis. So habe ich zum ersten Mal Zeit, die Affen zu beobachten, und die Menschen, wie sie die Tiere beobachten. Die Wiedererkennung des Ähnlichen, die Befremdung durch das Wilde. Die Javaaffen verfolgen sich schreiend durch ihr Territorium, springen auf dem großen Felsen herum und bekommen von einem Wärter einen Berg Mangos und Bananen geliefert. Große Aufregung. Schau mal, wie sie die Bananen schälen, sagt ein Vater zu seinem Kind, erleichtert, dass sie zur richtigen Zeit vorbeigekommen sind, zur Fütterung, da kann er ihm jetzt doch noch etwas bieten.

Eine Biene setzt sich auf das Gitter der Tropfschale, beginnt an der süßen Flüssigkeit zu saugen. Ein Tier, aber nicht im Zoo präsentiert. Zu klein, zu wenig exotisch, wie die Ameisen und die Fliegen.

Wir freunden uns mit Außerirdischen an. Der Kopf von E.T., der mich an die erdverkrusteten Kartoffeln erinnert, die wir aus den südenglischen Feldern geborgen haben, blickt Mitleid erheischend mit seinen großen blauen Babyaugen von den Plakatwänden, monatelang. In der Schule sagen alle ständig kichernd *phone home* und strecken den Finger in die Luft, und auf dem Land sehen die Menschen jetzt manche fliegenden Tassen landen und uns auskundschaften.

Großmutter und Großvater ziehen aus ihrem Haus in ein Altersheim. Die Arbeit im Garten und im Haushalt ist ihnen zu viel geworden, Großvater kann kaum mehr Treppen steigen. Nach wenigen Wochen wird bei Großmutter Krebs diagnostiziert und Großvater ist ebenfalls krank. Sie liegen im selben Krankenhaus, in verschiedenen Abteilungen. Mutter und ihre Schwester gehen durch das Krankenhaus von einer Station zur anderen; da sich ihre Eltern kaum mehr sehen können, werden sie zu den Informationsträgern zwischen ihnen und müssen entscheiden, was sage ich, was sage ich nicht. Jetzt sind wir zu Go-Betweens geworden, sagt Mutter.

Wir verbringen nun immer ein Wochenende in der Wohnung des Mannes, den Mutter kennengelernt hat, mit seiner Tochter und seinem fast erwachsenen Sohn, oder sie kommen zu uns. Nun sind wir statt zwei-und-eins plötzlich drei-und-zwei: drei Jungen und zwei Mädchen. Ich bin nicht mehr die Dritt-, sondern die Fünftjüngste, und in der Wahrnehmung aller bin ich damit mindestens zwei Jahre jünger geworden, was gar nicht in meinem Sinn ist.

Der Mann legt seiner Tochter jeden Abend, wenn er ihr Gute Nacht sagt, dieselbe Kassette ein: Mozarts *Kleine Nachtmusik.* Die Vorhänge in der Wohnung sind aus grobem dunkelrotem Stoff und riechen muffig, auf dem Küchentisch liegt ein verschossenes gelbes Wachstuch, dunkles Holz, Lederüberzüge. Ich höre die schmeichelnden Worte für Mutter, sehe die schmalen Lippen des Mannes, seine gegerbte Haut an Wangen und Hals. Jeden Morgen massiert er sich mit der Spezialanfertigung eines Kamms ein hellgrünes Haarwuchsmittel in seine Mähne, die aussieht wie die von Beethoven. Die Kinder im asphaltierten, von rostigen Wäschestangen unterteilten Hinterhof wissen immer genau, wie man was spielt. Mütterköpfe, die uns überwachen, kommentieren, sich jederzeit von oben aus einem der Vierecke einmischen oder aber Ruhe fordern, jeder Winkel überwachbar, wie in einem Panoptikum. Spielen oder vielmehr: spielen versuchen mit eingezogenem Nacken, Kopfhaut voller Ameisen, eine Art Gefängnishof, lang gezogen, all die Reihenhäuser entlang, in ihrem hässlichen Rücken liegend, fast den ganzen Tag im Schatten.

Mutter trägt ihr Haar wieder glatt, hat ihr Lockenwicklergerät entsorgt. Sie klagt jetzt öfter über ihr empfindliches Haar, beschädigt durch jahrelanges In-Form-Zwängen und Brennen.

Ingmar Bergmans neuer Film *Fanny och Alexander* kommt ins Kino. Ein Film, den uns Mutter nicht zumuten will, doch weil sie sagt, sie kenne dieses Gefühl aus ihrer Kindheit, einen solchen Vater, muss ich den Film sehen und gehe an einem späten Nachmittag in das Kino. Als der Stiefvater von Fanny und Alexander, der böse Bischof Edvard Vergérus, im Feuer umkommt, empfinde ich nur Erleichterung und Genugtuung. Dass sich der Mann mit dem großen Kreuz vor seiner Brust, der das Auspeitschen von Alexander zu einem Ritual der Selbstgerechtigkeit macht, immer mehr erlauben kann und die Mutter all dem ohnmächtig zusehen muss, ist kaum auszuhalten, ich bange vor jeder neuen Szene, in welcher der schwarze Mann ins Bild kommt, wie ein Schatten, der die Gesichter der Kinder und seiner Frau verdunkelt, ihre Körper lähmt, ihnen die Freude austreibt. Die Verbindung der Filmhandlung zu Mutters Kindheit ist dunkel, ich weiß nicht, was ich mir vorstellen soll. Großvater kann ich mir durchaus mit einem Stock vorstellen, das zumindest ist nicht schwierig. Ich frage mich, wann und wie die Befreiung stattgefunden hat, wann Mutter das Haus ihrer Eltern verlassen konnte.

Hat dich dein Vater geschlagen?, frage ich Mutter an diesem Abend. Er war ein strenger Vater, weicht sie aus. Streng muss nicht unbedingt schlagen bedeuten, doch wie sie das sagt, mit bitterem Nachdruck und Sarkasmus, ist unmissverständlich, er muss sie viel geschlagen haben. Ich frage nicht weiter, aus der Scheu heraus, dass sie mir sonst vielleicht erzählen würde, wie sie Ohrfeigen oder Schläge erlebt hat oder andere Arten von strenger Bestrafung. Dass sie körperliche Gewalt und Zwang erlebt hat, ist das eine, doch ich möchte nicht, dass Mutter sich an solche Momente genau erinnern muss; das wäre eine weitere Demütigung, verursacht durch meine Neugier.

Mutter schlägt uns nie. Sie sagt, das sei die falsche Erziehung, damit erreiche man nichts oder das Gegenteil von dem, was das Ziel sei, das ist ihre feste Überzeugung. Aber einmal, da hängen Essensgerüche in der Küche, ich stehe neben ihr, sie hantiert am Ofen herum, schiebt etwas hinein oder kontrolliert den Backvorgang, bald kommen die Gäste. Und ich frage nach, es ist nicht einmal wichtig, um was genau es geht, ich verstehe nicht, warum sie nicht versteht, was ich frage, ich insistiere, frage noch einmal und wieder, da schießt sie auf mich los. Ich falle zu Boden, die Hände zum Schutz erhoben, sie schlägt, wie wenn das Ventil des Dampfkochtopfs vom Druck in seinem Inneren weggesprengt wäre, und jetzt prasselt die ganze zurückgestaute Wucht auf mich nieder. Mutter schlägt mich, wie sie alles tut: mit schnell konzentrierter Kraft, ein heftiger, ein verzweifelter Ausbruch, ein stummer Aufschrei. Sie hat sich auf die Knie niedergelassen, schlägt auf mich ein, die ich schocksteif vor dem Ofen liege, wie ein Fleisch, das man flach klopft, treffen ihre Fäuste meine Brust, meinen Bauch, meine Beine. Als der Schmerz zu groß wird, versuche ich ihre Fäuste festzuhalten, was mir nicht gelingt. Aber die Intervalle zwischen den Schlägen werden größer, ihre Wut verpufft, sie steht auf, klopft sich auf die Knie und arbeitet weiter. Ich rapple mich auf, da klingelt es schon, und ich schäme mich, ich schäme mich für mich, ich schäme mich für Mutter, ich schäme mich vor ihren Freunden, die jetzt in unsere Wohnung treten und mein verheultes Gesicht, Mutters durcheinandergeratene Frisur sehen. Mutter sagt, ich hätte mich eben unmöglich aufgeführt, und ich empfinde den herben Stich ob der Ungerechtigkeit, als sich die Gäste kurzerhand auf ihre Seite stellen und über meine Empörung nur lachen, ohne genauer wissen zu wollen, was geschehen ist. Dieses eine Mal – es war keine Erziehungstat, dahinter stand keine pädagogische Überzeugung, kein System gezielter Züchtigung – war eine Explosion, für die ich keine Ankündigung sah; sie war direkt gegen mich gerichtet und hätte das Band zwischen uns beinahe zum Zerreißen gebracht.

*Give me a happy ending*, singen Kristy McNichol und Christopher Atkins, ein putziger Blondgelockter mit Stupsnase (er erinnert mich an Alain, dem ich ein Loch in den Kopf geschlagen habe), und seine ebenso blonde Liebe auf den ersten Blick im Musical *The Pirate Movie*. Meine Mutter und ihr Freund heiraten. Die Crème zum Abschluss des Hochzeitsessens, das wir als nun siebenköpfiges Tier feiern, wird vor unseren Augen flambiert, solch blaue Flammen, wie sie geisterhaft über die Oberfläche tanzen, habe ich bisher nur im Kino gesehen. Ich bin dreizehn Jahre alt und habe einen Stiefbruder und eine Stiefschwester, die mir fremd sind; ich weigere mich, das als unser neues Leben zu akzeptieren. Ich brauche nicht mehr, ich möchte, dass alles so bleibt, wie es war, wir drei mit Mutter, das war gut; da wusste ich, wer ich bin, und Mutter, Martin, Simon wussten, wer ich bin, zu viert hatten wir so etwas wie eine Identität, wir waren wir, mit unserer Geschichte, unseren Eigenheiten: von Kartoffelstockschlachten über steife Wäsche und selbstgestrichenen Wänden bis hin zur Selbsterziehung. Zu siebt gibt es das nicht mehr, ich bin verwirrt durch die Unübersichtlichkeit, die Größe dieser seltsamen, künstlich aus zwei Teilen zusammengeklebten „Familie". Und nichts wächst zusammen, vielmehr weitet sich alles nur mehr aus und zerbröselt, als die Nachricht kommt, dass wir noch einen Stiefbruder und bald auch einen Halbbruder haben werden, denn Vater hat in der Zwischenzeit wieder geheiratet und seine „zweite Frau", wie das heißt, erwartet ein Kind. Jetzt hat er uns ersetzt, denke ich, und wenn er noch eine Tochter in die Welt setzt, sind wir, bin ich vollkommen überflüssig geworden; wie ein ramponiertes Auto, das man in einer Garage gegen ein neues, besseres, schnelleres austauscht.

Mutter raucht eine neue Zigarettensorte; die lächelnde Mary Long ist verschwunden, stattdessen zieht sie jetzt die Tabakstängel aus der Schachtel mit nüchternen, sportlichen Rot-Braun-Orange-Streifen. Es kommt mir vor, als spreche sie sich mit dem Wechsel zu dieser schnörkellosen Verpackung Mut zu: mehr Haushaltsarbeit, die Spannungen zwischen den Halbfamilien, die Ansprüche und Wünsche des neuen Ehemannes – ich schaffe das alles. Doch in ihren Schulterblättern und in den Mundwinkeln nistet sich eine zunehmend schmerzhafte Versteifung ein.

## Fremde Familie

Das Schwimmbecken am Rand des düster rauschenden Waldes ist blau und tief, ich schwimme im Mondlicht, doch das Wasser wird zu kalt und ich steuere den Rand an. Da sehe ich ihn: einen Wolf. Er geht am Rand des Beckens auf und ab, sein Fell glitzert im Mondschein, er sieht zu mir herüber, fletscht sein Gebiss. Ich schwimme auf die andere Seite, suche einen Fluchtweg, doch da kommt ein zweiter Wolf aus dem Gebüsch, ein dritter, ein ganzes Rudel steht um mich herum. Ich versuche in der Mitte des Beckens auszuharren, denke an die dumme Ente, die ohne nachzudenken aus dem Teich rannte, als der Wolf kam, diesen Fehler werde ich nicht machen. Doch ob Wölfe nicht vielleicht doch schwimmen können? Immer wieder träume ich diese Szene und nie finde ich einen Ausweg.

Jessica Lange spielt jetzt Komödien. Mit ihrer Stupsnase und dem runden, umlockten Gesicht gibt sie in *Tootsie* eine unsichere junge Schauspielerin, die in einer Fernsehserie eine Krankenschwester mit Barbie-Mund mimt und von ihrem Chef sexuell belästigt wird. Dustin Hoffman aber ist der Star: Er verwandelt sich vor der Kamera in eine rabiate Tante mit wuchtigem, getöntem Kunststoffbrillengestell; er rasiert sich in der Badewanne die Beine, klemmt sich falsche Wimpern an, schminkt sich mit einer dicken Paste das Gesicht zu und setzt eine Perücke auf. In *Some like it hot* ging es noch sehr viel schneller, die Verwandlung von Jack Lemmon und Tony Curtis in Frauen: ein Rock übergezogen, eine Perücke, etwas Lippenstift und die Stimme verstellt. Die Umkehrung interessiert mich allerdings viel mehr: Ich würde mich wie Barbra Streisand in *Yentl* als Mann verkleiden, wenn ich nicht lesen und lernen dürfte, was ich will. Als Mann wäre ich von diesen unangenehmen, aber vor allem langweiligen Fragen befreit, ob es emanzipierter ist, als Frau Beine und Achselhöhlen nicht zu rasieren, keinen BH zu tragen. Wenn ich hätte wählen dürfen, wäre ich ein Mann, denn mich interessiert fast alles, was offensichtlich grundlegend für die Existenz eines Mannes gilt – und nichts, was als die Hauptinteressen einer Frau dargestellt wird: Da die vielen Selbstverständlichkeiten, die Aufforderung, zu wissen, was man will, Konzentration auf eine wichtige Sache, die Stärke und Unzimperlichkeit auch sich selbst gegenüber, Unabhängigkeit und Stolz, ein Leben wie ein Marlboro-Ritt dem Sonnenuntergang entgegen, dort ein mir läppisch erscheinender Krimskrams rund um Kleider, Schminke, Schuhe bei gleichzeitiger Erfüllung der Erwartung an Zurückhaltung und dezentes Auftreten, leises Kichern. Ich höre die Mädchen in der Klasse über Lippenstiftfarben und die Kalorienzahlen einzelner Lebensmittel diskutieren, Gesprächsthemen, die sie in einem Ernst abhandeln – wobei sie sich stets gegenseitig belehren und übertreffen –, als könnten sie auf diese Weise je in eine große Welt aufbrechen. Sie mustern mich von Fuß bis Kopf, sehen meine nicht lackierten Zehennägel, meine modisch veralteten, aber geliebten Hosen, das selbst gefärbte T-Shirt und die Kurzhaarfrisur, die mir Simon geschnitten hat, und sie sind unsicher, ob sie ihre Gedanken mit mir teilen sollen.

Wir ziehen in ein Haus, das Stiefvater gekauft hat. Er redet immer über den Preis, ohne ihn zu nennen; aber jedem Besuch gegenüber betont er, dass es im Vergleich mit den sonst auf dem Immobilienmarkt üblichen Preisen preisgünstig gewesen sei. In seinem Haus ist viel Platz, jeder erhält ein eigenes Zimmer zugewiesen (ich wieder das kleinste), der Stiefvater und Mutter haben ein gemeinsames Schlafzimmer mit großem Erker, er auch ein schmales Büro. Eigentlich hat nur Mutter kein wirklich eigenes Zimmer, sie sitzt aber oft in jenem Erker in einem Sessel und liest – jedes Mal, wenn ich sie da sitzen sehe, ist es ein anderes Buch, weil sie so schnell liest.

Meine Frau arbeitet nicht, möchte unser Stiefvater festlegen. Doch Mutter geht trotzdem arbeiten, wenn auch weniger als vor der Heirat. Er freut sich, wenn sie gut kocht, sie macht sich so elegant wie früher, trägt lavendelblauen Lidschatten auf und zieht die duftende schwarze Mascarabürste aus ihrem goldenen Fläschchen, wenn er sie zu einem Essen zu zweit auswärts einlädt.

Doch nach einigen Monaten beginnen sich in dem Haus immer mehr Verbotsschilder anzusammeln. Wir dürfen in unseren Zimmern keine Nägel einschlagen, um Bilder aufzuhängen, denn solche Löcher in den Wänden sehe man auch noch, wenn man sie wieder zugekittet habe. Es ist verboten, den Knopf am Radio in der Küche zu drehen und damit die Nadel auf einen anderen Sender zu verschieben; wir dürften, verordnet der Stiefvater schließlich, das Gerät gar nicht mehr berühren, denn es sei *sein* Radio. Klavier spielen ist von 12 bis 14 Uhr und während der Bürozeiten nachmittags – das Erdgeschoss hat er an eine Anwaltskanzlei vermietet – nicht erlaubt, und nach 20 Uhr auch nicht mehr, und außerdem müssen wir am Wochenende wegen der Nachbarn ruhig sein. Im Bad lassen wir den Wasserstrahl per Knopfdruck aus der Kloschüssel als Fontäne emporspritzen und können uns nicht vorstellen, dass man dabei sitzen bleiben kann. Mit dem „Jacuzzi", wie das Stiefvater nennt, zu spielen, ist aber auch verboten, wir machten es sowieso nur kaputt.

Überall hängen kleine Zettel, mit denen er uns auf Vergehen aufmerksam macht: vergangene oder mögliche zukünftige. Und wenn etwas nicht mehr funktioniert, ist das die Schuld von Simon, Martin oder mir. Mutter steht zwischen uns, wird von den Angriffen beider Fronten aufgerieben. Das Projekt Großfamilie scheitert, bevor es sich hätte entfalten sollen. Und eine Familientherapie, von Mutter angeregt, bricht der Stiefvater nach dem zweiten Mal ab, mit der Bemerkung:

Das ist mir zu teuer, und dann soll ich mir das alles auch noch anhören. Wir gehen in unsere Zimmer und schließen die Türen. Daraus wird so ein kalter Krieg wie draußen zwischen Russland und den USA, das Gleichgewicht des Schreckens mittels Drohungen und Gegendrohungen wird sukzessive aufgebaut.

Im Schulskilager, wir haben eben unsere Betten zugeteilt bekommen, holt mich ein Lehrer ans Telefon. Ein Anruf von Mutter. Großmutter und Großvater sind gestorben, innerhalb von einem Tag. Großmutter zuerst, am frühen Morgen. Die Ärzte zögerten, Großvater zu informieren, weil auch er bereits lebensgefährlich krank war. Doch ohne erfahren zu haben, dass seine Frau nicht mehr lebte, starb auch er, kurz vor Mitternacht, nur siebzehn Stunden später. Die Beerdigung will mir Mutter nicht zumuten; ich glaube, das wäre nicht so gut für dich, meint sie, und erleichtert, aber gleichzeitig mit schlechtem Gewissen akzeptiere ich, was sie für das Beste für mich hält.

Als sie den Haushalt der Eltern mit ihrer Schwester durchsieht, finden sie im Keller des Hauses mit dem Garten, in dem jener große Apfelbaum steht, Handgranaten und Giftgasbehälter. Die Armee muss einrücken, um das Material zu sichern, bevor es abtransportiert werden kann. Großvater war vorbereitet, falls die Russen noch zu seinen Lebzeiten gekommen wären. Nun weiß ich, warum ich nie in den Keller gehen durfte.

Mutter verändert sich nach dem Tod ihrer Eltern. Sie wird fahriger, lauter, sie isst immer weniger, ihre Nerven sind anfällig, und sie beginnt uns plötzlich ausführlich aus ihrer Kindheit zu erzählen. Anfang der Vierzigerjahre wurde das Essen rationiert. Man besaß Marken für Eier, Brot, Butter, Milch, Früchte und Gemüse und selten auch für Fleisch. Sie aßen sehr häufig dünne Suppen, in denen manchmal ein Ei schwamm. Den Töchtern zeigten sich die Eltern nie nackt. Wenn der Vater oder die Mutter sie und ihre Schwester mit dem Waschlappen einseiften, machten sie keine Unterschiede zwischen unten und oben, zwischen Verborgenem und frei Daliegendem. Über Körperliches wurde nicht gesprochen, weil es schmutzig war, und über alles Geschlechtliche war seit jeher ein Tabu verhängt.

Mutter erinnert sich an einen heißen Sommertag, sie sei damals wahrscheinlich vier Jahre alt gewesen. Ihre Mutter wäscht sie im Garten, in einer großen Blechwanne, als überraschend Besuch kommt. Als die Gäste in den Garten treten, um sie zu begrüßen, hebt sie das sich sträubende Kind aus dem Wasser und präsentiert es stolz, stellt es vor sich auf den Rasen. Das Kind aber schämt sich, nackt vor fremden Menschen zu stehen, und versucht, wieder in das schützende Seifenwasser zu klettern. Die grau gefleckten Wände der Wanne indes sind hoch und seine nassen Füsse gleiten immer wieder ab, es gelingt ihm erst nach mehreren Anläufen. Die Erwachsenen sehen ihm zu und lachen.

Über die Wurst ist der Vater der Herr am Esstisch, er schneidet sie sorgfältig in dünne Scheiben und verzehrt sie zusammen mit einigen Brotstücken. Dann teilt er jedem seine Rädchen zu, nach Gunst und Gutdünken, ob es die Kinder und die Frau verdient haben oder nicht. Eine Investition erwägt er immer mehrmals gründlich, wartet lange den genau richtigen Zeitpunkt ab. So kauft er einmal tonnenweise Kohle oder Heizöl, ein anderes Mal einen Berg Kernseife; die Kisten und Kanister werden im Keller gestapelt, und er wacht streng über diesen Vorrat, führt akribisch Buch zum Verbrauch jeder Person, hält dazu an, den Haushalt noch sparsamer zu führen.

Mutter, ihre Schwester und die Cousinen werden ins *Réduit* in die Innerschweiz geschickt, wo sie bei Verwandten der Mutter auf dem Land untergebracht sind. Fünf Stadtcousinen verbringen mehrere Monate zwischen Bauernhäusern, Heuschobern und Kühen. Eine Art umgekehrtes Heidi ist meine Mutter, wie sie als Tarnung auf einem mit Goldbarren gefüllten Leiterwagen gesetzt wird; die Goldreserven bringt ihr Vater zu einer Verwandten seiner Frau in einem Bergdorf beim Pilatus in Sicherheit.

Mehrere Monate lang musste er im Aktivdienst eine der Brücken über den Rhein bewachen. Wären die Deutschen gekommen, sagt Mutter, hätte er die Brücke tatsächlich sprengen müssen. Der Spott in ihrer Stimme ist deutlich, sie hält den Militärernst ihres Patriarchenvaters und seinesgleichen für lächerlich; so ein heroischer Selbstzerstörungsakt hätte die Deutschen nicht lange aufgehalten, und vor allem hätte sie ihrem Vater eine solche Sprengung niemals zugetraut.

Wenn der Stiefvater etwas befehlen will, meint Mutter nun höhnisch, manchmal heult sie es mehr: *His Master's Voice.* Wie es auf den Platten steht, die sie so liebt. Ich sehe den Hund, der seinen Kopf dem Klangtrichter entgegenreckt; jetzt dreht er sich um und trottet davon, im Schuldbewusstsein, dass er etwas Ungehöriges tut, aber mit Genuss an der kleinen Freiheit, die er sich gerade verschafft hat.

Die Stimme ihrer Mutter hört Mutter auch jetzt noch. Schrill klingt sie in ihrem Ohr, wenn sie etwas tut, von dem sie weiß, dass es ihr nicht gefallen hätte. Ich spüre noch ihre Ohrfeigen in meinem Gesicht, sagt sie. Die letzte habe sie von ihrem Vater erhalten, als sie sich für die Hochzeit hergerichtet habe. Da stand ich im Brautkleid und er fand noch einen Anlass, um mich zu schlagen, sagt Mutter mit bitterem Ton. Und danach hielt ihr Vater beim Essen eine Tischrede, in der er erklärte, er sei immer gegen „diese Verbindung" gewesen und er meinte die Liebe seiner Tochter zu einem jüdischen Mann. Später an dem Abend fuhren ihre Eltern sie mit dem Auto so langsam zum Bahnhof, dass sie beinahe den Mitternachtszug nach Paris verpasst hätten. Die Mutter verabschiedete sich mit den Worten: Und jetzt fahrt ihr also in diesen Sündenpfuhl.

Ich lerne ein neues Wort: *Analneurotiker*. Mutter bezeichnet Großvater damit; sie sagt das Wort mit einigem Genuss, es scheint, als könne sie damit über ihren toten Vater triumphieren, sich an ihm rächen. Ich weiß, was *oral* und *anal* bedeutet, und im Psychologielexikon, das in Mutters Büchergestell steht, schlage ich *Neurose* nach, lerne den Unterschied zur *Psychose* kennen. Ich verstehe, dass Sauberkeit und Ordnung herstellen nicht nur die Beseitigung von Schmutz bedeutet, sondern mit der peniblen Übertreibung, mit dem Nicht-mehr-anders-Können in etwas anderes umschlägt, vom zweckdienlichen Sauberhalten zum Exzess mutiert, zu einer krankhaften Störung. Mutter wiederholt das Wort oft. Wie eine Beschwörung mit beschränkter Wirkungszeit, die deshalb stets erneuert werden muss.

## Auf der Treppe

*Auf der Mauer, auf der Lauer*
*sitzt 'ne kleine Wa –*

Ich komme von der Schule und trete in den dunklen Hauseingang. Mutter sitzt in der Küche am Tisch, sie reagiert nicht. Ihre Augen sehen leblos aus, ihre Wangen sind eingefallen. Eine Zigarette hängt ihr im linken Mundwinkel, erloschen und kalt. Leere Medikamentenschachteln liegen im Küchenschrank und auf dem Boden davor. Rauchgeruch hängt in den Zimmern. Mittagessenszeit. Die Kartoffeln und die Tomaten sind stark angebrannt.

Ich habe Mutter seit Tagen nicht essen sehen. Nur Kaffee trinkt sie. Und sie schluckt Tabletten. Für den Schlaf, der nicht kommt – und den sie nicht will.

Mutter ist unberechenbar und sie wird böse, wenn wir ihr nicht antworten; doch wenn wir mit ihr sprechen, scheint sie es nicht zu hören oder reagiert nur auf ein bestimmtes Wort, eine Formulierung, sieht darin eine versteckte Andeutung, eine Bedrohung, die sie aggressiv abwehrt. Wir sind alle erschöpft.

Vor wenigen Tagen steuerte sie vor sich hinschimpfend Martins Zimmer an, ich folgte ihr. Sie blieb stehen, stierte ihn lange an, er fragte: Was ist los?, und sie sagte laut: Du bist wehleidig. Und wieder: Du bist wehleidig. Was?, fragte Martin. Nein, sagte er. Warum?, fragte er. Mutter antwortete nicht, stierte ihn weiter an, ihr Gesicht verzerrte sich zu einer höhnischen Maske, sie dehnte das Wort immer mehr: Weeehleidig, mit schneidender Stimme. Mein Bruder verteidigte sich nicht mehr, er wurde stumm und wartete mit großen Augen darauf, dass das Wort zerriss, weil es so lang und dünn geworden war. Mutters Stimme überschlug sich, sie hieb ihre Faust mehrmals wütend in die Matratze von Martins Bett, dann setzte sie sich auf einen Stuhl und bewegte sich lange nicht mehr, ihr Blick ganz leer.

Vorgestern spülte sie ihren Ehering das Klo hinunter. Der Stiefvater befürchtet, dass Mutter noch mehr Wertvolles fortwirft: Geld, Schmuck, Dokumente. Ihre Schlüssel seien nur bei ihm sicher, meint er, er hat sie gut versteckt, und wir sollen unsere Schlüssel nie herumliegen lassen. Er hat Angst, dass die Nachbarn etwas von all dem hier mitbekommen könnten.

Letzte Nacht schluckte Mutter ihre Tabletten mit mehreren Gläsern Rotwein. Später hämmerte, rannte sie gegen verschlossene Türen. Ich wachte auf, ging aber nicht nach unten; wenn wir kommen, beruhigt sie sich nicht, sondern regt sich im Gegenteil noch mehr auf. Früher konnte ich etwas zu Mutter sagen, sie hörte es auch mitten in der größten Betriebsamkeit, und ihr Urteil kam eindeutig und schnell: eine

Erlaubnis, eine ironische Bemerkung, ein Lachen, eine kritische Rückfrage, eine Warnung, selten ein unwiderrufliches Verbot. Jetzt ist alles anders; ich weiß nie, wann sie diese völlig Fremde ist, eine unheimliche Frau, die ich nicht kenne und die mich nicht kennt. Schon seit Wochen tritt sie kaum mehr aus diesem Nebel.

Wir decken den Tisch. Mutter sitzt mir beim Essen gegenüber. Ich hebe meinen Kopf so wenig wie möglich, denn sie anzusehen, macht mir Angst.

Heute habe ich ihre Identitätskarte im Abfall gefunden, sagt der Stiefvater. Er sitzt zwischen seiner Tochter und seiner Frau.

Mutter schaut in die Runde. Sagt doch etwas, fordert sie: Ihr schweigt alle.

Ihr seid sooo still.

Sie funkelt uns an. Das Klappern von Geschirr und Besteck hat aufgehört. Wir schweigen gelähmt.

Du musst nicht meinen, ich werde mich umbringen wie deine erste Frau, wendet sich Mutter plötzlich an ihren Mann.

Marianne, sagt er hilflos, nein … Er verstummt. Sein Blick ist flehend geworden.

Sie sackt wieder in sich zusammen.

Wir wissen nicht, wohin schauen mit unseren Augen. Irgendwo zwischen den Tellern hängen unsere Blicke. Etwas sagen – was?

Seine Tochter wehrt sich: Meine Mutter hat sich nicht umgebracht!

Was weißt du denn, fragt Mutter: Sag es ihr!, richtet sie sich an ihren Mann.

Hör auf. Angstvoll sieht er auf die Frau, die ihm, wie er sagt, völlig unverständlich geworden sei.

Niemand glaubt, was Mutter sagt. Was sie da behauptet, scheint keinen Sinn zu machen. Dies muss eine dieser Vorstellungen sein, in die sie sich hineingesteigert hat. Aber vielleicht stimmt es doch? Mutter schaut den Stiefvater auffordernd an. Ein langes Schweigen.

Meine Mutter hat sich nicht umgebracht. Sie ist von einem Auto überfahren worden! Meine Stiefschwester klingt nun sehr trotzig.

So, höhnt meine Mutter böse: Wie willst du das wissen?

Sag es ihr!, wendet sie sich an den Stiefvater.

Marianne, sei still, sagt er mit tonloser Stimme. Sein Gesicht sieht ganz weiß aus.

Du musst es ihr erzählen. Sie muss es wissen. Du wartest schon viel zu lange. Du kannst ihr das nicht weiter verheimlichen.

Es ist einfacher, nicht auf Mutters Worte zu hören, doch ich beginne zu verstehen, dass es wahr ist, dass das tatsächlich geschehen ist, der Sprung aus dem Fenster ist keine von Mutters Vorstellungen.

Sie muss es wissen, sagt Mutter wieder, in einer ernsten Eindringlichkeit, die nun erstaunlich klar und nüchtern klingt. Du hast gesagt, du sagst es ihr.

Als er immer noch nichts sagt, lässt sie nicht locker, wendet sich wieder der Tochter zu: Weißt du eigentlich, wie deine Mutter genau gestorben ist?

Unruhig sagt meine Stiefschwester, mit schwankender Stimme: Sie war krank. Melancholisch. Sie ist über die Straße gegangen und da hat sie ein Auto überfahren.

Sie blickt zur Seite. Trotz dieser Vorsichtsmaßnahme trifft der Schlag: Deine Mutter hat sich umgebracht.

Unsere Mutter ist aufgesprungen, voller Angst und voller Wut. Was sie sagt, erregt sie selbst so sehr, dass sie zittert; sie fordert verzweifelt die Anerkennung einer Wahrheit ein, die nicht nur die jener Frau, sondern auch ihre eigene ist; seht ihr, scheint sie zu sagen, so ist das, niemand soll behaupten, es sei anders, wer die Augen vor der Tatsache verschließt, dass es dieses Ausmaß an Hoffnungslosigkeit gibt, ist feig und verlogen. Es gibt Menschen, die sich töten wollen und es eines Tages auch wirklich tun, weil sie keine andere Möglichkeit mehr für sich sehen, und wer daraus einen Unfall macht, ist ein übler Tatsachenverdreher, der sich einer heuchlerischen Moral schuldig macht.

Mutter geht zu meiner Stiefschwester und reißt sie aus ihrem Stuhl.

Deine Mutter ist aus dem Fenster gesprungen!

Ihre Stimme überschlägt sich. Sie hat die Hände um den Hals der Tochter gelegt und schüttelt sie heftig hin und her: Dei-ne Mu-tter hat sich um-ge-bracht!

Die Tochter versucht sich dem Würgegriff zu entziehen. Wir stehen hinter unseren Tellern und halten uns an der Tischkante. Beinahe mechanisch drückt der Stiefvater die beiden in sich verkeilten Körper auseinander. Irgendwann lässt Mutter los. Die Tochter schluchzt auf, reißt die Türe auf und rennt die Treppe hoch in ihr Zimmer.

Die Mutter macht eine Bewegung auf die Türe zu. Da halten wir sie fest. Ich drücke mein Gesicht in ihre Kleider. Schäme mich. Sie zieht uns mit sich. Wir hängen an ihr.

Mama, sage ich, Mama, Mama …

Sie hat eine wahnsinnige Kraft, sie dreht und windet sich zwischen uns, ihre Kleider drohen zu zerreißen. Sie bleibt stehen, ringt weiter mit uns. Dann schreit sie plötzlich in Panik ihrem Mann zu: Renn! Renn ihr nach. Renn! Sie springt sonst aus dem Fenster. Renn!

Er zögert, verwirrt, rennt dann los, die Treppen hoch, seiner Tochter nach.

Mutter beruhigt sich nur langsam, wir halten sie noch immer fest. Ich beginne zu weinen, umarme sie, streichle sie, ohne dass ich genau weiß, was ich tue, ich streichle sie und spüre dieses Streicheln zugleich auf meiner eigenen Haut. Noch einmal sage ich: Mama.

Oben weint und schreit unsere Stiefschwester, laut, hemmungslos. Der Stiefvater redet auf sie ein.

Mutter setzt sich in einen Stuhl und starrt reglos vor sich hin. Wie betäubt beginnen wir, den Tisch abzuräumen. Die Teller sind noch halb voll, wir kippen alles in den Abfalleimer, sammeln Gläser und Besteck ein, tragen Pfanne und Schüssel in die Küche, waschen und trocknen ab: mechanische Handgriffe, ohne Worte; es hilft uns, etwas zu tun, von dem man weiß, wie man es richtig macht.

Mutter schlurft mit unsicheren Schritten zu ihrem Sessel und schließt erschöpft ihre Augen, wir gehen in unsere Zimmer. Es wird still im Haus.

Unsere Stiefschwester ist am nächsten Morgen nicht mehr da; sie wohne, sagt der Stiefvater, vorübergehend bei Freunden. Ihr Bruder ist schon länger nicht da, er macht mit seinem Motorrad eine Weltreise. Jetzt sind wir fünf: wir drei, Mutter und er.

Der Stiefvater versucht unsere Mutter „im Zaum zu halten", wie er sagt, und wir versuchen, uns in der Schule wieder zu konzentrieren; die Lehrer schauen uns schon besorgt an.

Nach mehreren Nächten ohne Schlaf bittet mich der Stiefvater an einem Abend, auf Mutter aufzupassen, damit er sich ein paar Stunden hinlegen kann; an diesem Abend sind wir nur zu dritt. Mutter murmelt leise vor sich hin, und als ich sie aus ihrem Selbstgespräch holen möchte, beginnt sie wie im Traum zu sprechen, ein Fleck in der Unterhose kommt darin vor und ein Er, ich möchte verstehen, eine Logik, eine Bedeutung in ihren Worten erkennen, doch sie spricht, ohne sich verständlich machen zu wollen, dreht sich in ihrem eigenen Universum wie in einer abgedichteten Kapsel. Sie sieht an mir vorbei, durch mich hindurch, legt sich hin, wie wenn sie schlafen wollte, um im nächsten Moment schwankend aufzustehen und wieder zusammenzusacken. Drei, vier Stunden vergehen so, es ist schon weit über Mitternacht, dann fragt sie plötzlich nach dem Stiefvater, und als ich ihr sage, dass er schlafen müsse, verhöhnt sie ihn, den Mann, der Schlaf braucht, der solle schon sehen, und sie stützt sich an der Wand ab, um zur Treppe nach unten zu gelangen. Ich lege meine Arme um sie und sage ihr, sie solle bleiben. Warum bleibst du nicht oben?, frage ich, bereits die Sinnlosigkeit meiner Absicht ahnend. Mutter windet sich, langsam, aber entschlossen, mit viel Kraft aus meiner immer fester gewordenen Umarmung, und ich wanke, warum sollte ich sie daran hindern dürfen, sich frei zu bewegen. Bleib hier, bitte ich sie. Bleib hier, befehle ich ihr. Bleib hier, flehe ich. Bleib hier!, schreie ich sie an. Doch sie sitzt schon auf dem Treppenabsatz, am oberen Ende des roten Läufers, der, gezähmt von waagrechten Stäben, straff über die Stufen gezogen ist, ein hässlicher Treppenschmuck, das muss ich auch in diesem Augenblick denken, und ausgerechnet auf dieser absurden Unterlage verbringen wir eine quälend lange Zeit in dieser Nacht. Mutter beginnt umständlich, in einem schleppenden Rhythmus von Stufe zu Stufe zu rutschen; sie verlagert unmerklich ihr Gewicht, hält sich am Geländer fest, als ich sie wieder nach oben ziehen will, und so tragen wir einen Ringkampf in Zeitlupe miteinander aus. Ich bin verzweifelt, weil wir uns bald schon auf halber Treppe befinden. Der Stiefvater, längst am Ende seiner Geduld, verträgt keine Reizung mehr, ich fürchte, es wird etwas ganz Schlimmes passieren, wenn ich sie jetzt nicht aufhalte. Ich stemme mich mit dem ganzen Körper gegen sie, doch sie drängt mich ab, schiebt sich sitzend, die Beine voran, weiter ihrem Ziel zu; da verliere ich die Balance, eine Stoßladung, als wären Starkstromelektroden angeschlossen, schießt durch meinen Kopf, ich schlage in ohnmächtigem Zorn meine Faust in Mutters Oberarm und noch einmal, vielleicht dringe ich durch, vielleicht erwacht sie aus ihrem tranceartigen Zustand. Aber sie hält nur einen Moment inne, sieht mich plötzlich an und sagt mit schwerer Zunge: Du schlägst mich?, dann rutscht ihr Blick wieder ab, sie murmelt etwas Unverständliches und beginnt wieder mit ihrem Rutschen. Ich sitze jetzt neben ihr auf der Treppe, und in diesem Augenblick explodiert etwas in meinem Kopf, ich bin mit ihr in ihrer Blase und nichts spielt mehr eine Rolle, alles fühlt sich leicht an, ich rutsche mit ihr die Treppe weiter hinunter, wir drehen uns wie ein vierbeiniges, vierarmiges Wesen im Dämmerzustand über Holzkanten, Treppenläufer, Treppenläuferstangen, Treppenläuferstangenhalter, bis mich Panik erfasst, als sich für einen kurzen Moment der Schleier hebt; ich sehe mich da auf der Treppe, so ist es also, wenn man den Verstand verliert, wenn man loslässt und vielleicht nie mehr zurückfindet. Mutter ruft jetzt den Namen des Stiefvaters. Zuerst nur wie als Versuch, um die Tragfähigkeit ihrer Stimme zu testen. Dann bestimmter, entschlossener, lauter. Dann kippt ihre Stimme angsterfüllt, als müsste er sie vor mir retten. Daraus wird der Hilferuf einer Ertrinkenden: Lass mich nicht im Stich; schau mich an, wie schlecht es mir geht. Doch mit jeder Wiederholung seines Namens mischt sich in ihren Tonfall mehr Drohung und Verachtung; steck den Kopf nicht ins Bettkissen, das hilft dir sowieso nichts; so ist es, so bin ich, wenn ich so bin, wie du mich nicht haben willst, ich kann nicht anders sein. Ich halte mich am Geländer fest und sehe noch, wie Mutter die Tür erreicht und sie zu öffnen versucht, doch diese ist von innen verschlossen. Sie schlägt schwach mit den Handflächen dagegen, dann sinkt sie auf den Boden und beginnt sofort laut zu schnarchen.

Drei Tage später, ich war in der Schule, hat der Stiefvater Mutter einliefern lassen. In eine psychiatrische Klinik. Ohne uns, ihre Kinder, zu fragen. Gegen ihren Willen.

Ich sehe die Szene vor mir, wie sie sich gewehrt und geschrien hat, sie hat ihn und diejenigen, die sie abholten – breitschultrige Pfleger? Sicherheitsmänner? weißgekleidetes Klinikpersonal? wie viele waren es? zwei, drei oder gar vier? –, sicher unflätig beschimpft, sich dagegen gestemmt, die Treppe zur Haustüre hinuntergebracht und in ein Fahrzeug verfrachtet zu werden. Das haben die Nachbarn wahrscheinlich doch mitbekommen.

Sie stellen sie ruhig, Zwangsmaßnahmen, die wild um sich schlagende Frances, die verwahrt wird, ist meine Mutter, ich sehe immer nur Jessica Lange alias Frances Farmer, die auf diese Weise eingeliefert wird, denn Mutter kann ich mir in der Situation nicht vorstellen, sooft ich es auch versuche und mich anstrenge.

Black.

## Ein Zimmer für sie

In der Türe befindet sich auf Augenhöhe ein quadratisches Loch. Eine kleine Glasscheibe verschließt die Öffnung. Das Zimmer, in das ich trete, misst etwa vier mal vier Meter. Der Linoleumboden von sattem Grau, die olivgrünen Wände von hellen Sonnenstreifen durchzogen. Der Blick nach draußen ist durch feine, metallene Lamellen zerschnitten. Eine Schiebetüre trennt den Raum von einer kleinen quadratischen Nische ab. Dort ragt eine weiße Kloschüssel ohne Ring und Deckel aus dem Boden. An der rechten Seitenwand des Zimmers steht das Bett, davor ein niedriger Tisch und ein Stuhl. Bett, Tisch und Stuhl sind mit demselben schokoladenbraunen Kunstleder überzogen. An den Nähten spannt sich der harte Faden. Von der Decke herab gibt eine Neonröhre schwaches Licht.

Sie sitzt auf dem Bettrand, in einem hellgrünen, dünnen Überkleid mit Knöpfen von unten bis oben. Ihre Augen scheinen tiefer in den Schädel gesunken, die Haut in ihrem Gesicht ist wächsern, großporig. Erst als die Türe hinter mir geschlossen wird, hebt sie ihren Kopf. Die braunen Augen fixieren etwas hinter mir. Ich gehe hastig durch den Raum zu ihr hin, strecke meine Hände aus und umarme sie. Aus ihrem Mund dringt ein süßlicher Geruch und ihr Körper scheint zwischen meinen Händen zerbrechen zu wollen. Ich setze mich neben sie auf das Bett.

Sie nimmt den Bleistift vom Tisch. Schau, sagt sie und zeigt mit dem Stift auf das Papier auf ihren Knien: Hier sind eure Zimmer … und das da ist sein Zimmer. Sie zeichnet vier Striche, ein Rechteck. Daneben entstehen schnell drei weitere Rechtecke, lose nebeneinander schwebend.

Das Neonlicht flackert.

Sie blickt in das Zimmer hinein, nicht an die Wand oder auf den Boden, sondern auf etwas, was sich mitten im Raum befindet. Ich folge ihrem Blick, doch meine Augen treffen nur auf die Wand gegenüber. Ich suche den Boden und die Tischfläche ab. Hier liegen weiße Blätter durcheinander, bemalt mit Linien, geraden und krummen, manche von ihnen zu Vierecken, Kreisen, Wellenlinien und Pfeilen angeordnet. In der Mitte des Tisches steht Plastikgeschirr. Durch die Gefäßwand ist eine hellbraune Flüssigkeit zu sehen, im anderen Behälter schwimmen aufgedunsene Teebeutel in rosafarbenem Wasser.

Als sie ihren Kopf wieder über das Blatt senkt, frage ich sie: Und wo ist dein Zimmer?

Sie schließt ihre Hand eng um den Bleistiftkörper und zieht mit festem Druck einen der Striche nach. Das Ende der stumpf gewordenen Bleimine verschwindet im Blatt, bricht durch es hindurch und bleibt stecken. Ungeduldig zerrt sie an dem Stift, zieht ihn mit einem Ruck an sich heran und zeichnet weiter, um den Krater herum. Doch der Bleistift rutscht wieder und wieder in das immer größer werdende Loch, bis das Blatt in der Mitte zerreißt.

Als Kind beobachtete ich ängstlich, wie sie Stoffe beim Nähen so hastig zerteilte, dass ich glaubte, sie hätte sie kaputt gemacht, mutwillig in Stücke gerissen. Gestern habe sie hier mit einer Nagelschere und ihren Händen die Kissen und die Bettdecke auf dieselbe Weise bearbeitet. Die Federn seien herausgequollen und hätten sich im ganzen Zimmer verteilt. Wie Frau Holle, denke ich; sie hat mir das Märchen gerne erzählt, als ich noch nicht lesen konnte.

Und wo ist dein Zimmer, Mama?, frage ich nochmals. Sie müsste ein richtiges eigenes Zimmer haben, denke ich. Sie hätte eines von Anfang an haben sollen. Warum hat sie sich keines genommen, warum beharrt sie nie auf etwas, was für sie ist, nur für sie.

Im Gang höre ich dumpfe Stimmen. Ein Kopf erscheint im quadratischen Loch, ein Blick und der Kopf verschwindet. Das Neonlicht flackert wieder und ein fast unhörbares, aber durchdringendes Sirren ertönt. Sie hört auf zu zeichnen und lässt den Bleistift fallen, der zwischen ihre Füße rollt, die in Plastiksandalen stecken. Solche hätte sie niemals ausgewählt. Ihr Kopf sinkt nach vorne und die plötzlich schwer gewordene Hand schiebt die Papierfetzen zwischen ihre Knie.

Bist du müde? Willst du schlafen?, frage ich sie. Doch ihre linke Hand tastet bereits wieder nach einem Blatt, während die andere den Boden absucht.

Mit den Fingern tappt sie um ihre Füße herum. Hier ist der Bleistift, sage ich und bücke mich. Doch sie scheint mich nicht gehört zu haben und tastet weiter. Ich nehme ihre Hand und lege den Bleistift zwischen den Daumen und die anderen Finger. Nach einer Pause beginnt sie einen kleinen Pfeil zu zeichnen.

Der zeigt in die Zukunft, sagt sie.

Schnell kommen lange und magere kleine Pfeile hinzu. Alle zeigen in dieselbe Richtung.

Sie haben gesagt, ich soll in die Zukunft schauen ... nicht mehr zurück ... Mit dem Bleistift kratzt sie jetzt an der Oberfläche des Papiers.

Ich gehe nicht mehr zurück. Mit heftigen Strichen unterstreicht sie ihre Worte.

Nicht mehr zurück zu ihm? Oder nicht mehr zurück in das Haus? Ich wage sie nicht zu fragen.

Immer in die Zukunft, wiederholt sie langsam. Der Bleistift fällt wieder aus ihrer Hand und ich hebe ihn wieder auf. Diesmal hat sie mir mit müden Augen zugesehen, und für einen kurzen Moment hege ich den Verdacht, dass sie plant, den Bleistift gleich noch einmal fallen zu lassen, damit ich ihn wieder aufhebe.

Wohin gehst du nicht mehr zurück?, dringe ich in sie, willst du nicht mehr zurückgehen in das Haus, willst du nicht mehr mit ihm, willst du nicht mehr mit uns leben?

Sie macht ein paar Striche auf dem Blatt. Dann rutscht ihre Hand mit dem Stift wieder Richtung Boden, der Kopf sinkt ihr hart auf die Brust und sie bewegt sich nicht mehr. Ich versuche ihren schweren Kopf zu halten, während ich ihre Beine anhebe und auf das Bett schiebe. Immer wieder droht sie von der Kante zu rutschen, ich beginne zu schwitzen. Doch nach einigen Minuten entspannt sich ihr Körper, wird so schwer, dass ich sie nicht mehr bewegen kann, ihre Atemluft erzeugt ein hohes, unregelmäßiges Kratzgeräusch.

Ein Mann in einem hellgrünen Kittel steht neben mir: Sie ist müde wegen der starken Spritze, die wir ihr gegeben haben; das ist normal, sagt er. Sie hat die ganze Nacht nicht geschlafen.

Wo ihre Brille ist, weiß er nicht. Er werde sich erkundigen. Ob sie sich mit der Brille zu verletzen droht?

Wir gehen aus dem Zimmer, er schließt die Türe und wir gehen den Gang entlang: Quadrate links und Fenster mit Gittern rechts. Das Neonlicht, sage ich in seinen hellgrünen Rücken, das Neonlicht in ihrem Zimmer flackert. Das sei ihm auch aufgefallen, sagt er ruhig; die Röhre müsse ausgewechselt werden.

Wir schweigen bis zum Ende des Ganges. Noch zwei Türen, auf und zu, auf und zu schließt er sie, und dann bin ich draußen.

An dem Weg, der aus der Grünanlage hinausführt, befindet sich ein Wasserbecken, in dem Enten schwimmen. Ein Mann sitzt auf der Bank. Er schwankt mit seinem Oberkörper hin und her und starrt ins trübe Wasser. Meine Schritte knirschen auf dem Kies. Ich gehe nahe an ihm vorbei, doch er blickt nicht auf.

Am nächsten Tag lässt man mich nicht zu ihr. Sie schlafe tief, erst seit zwei Stunden. Während der ganzen Nacht habe sie getobt. Auch die anderen Patienten hätten deswegen nicht schlafen können. Aufwachen werde sie wohl erst am späten Abend. Wenn ich wolle, könne ich sie dann anrufen. Enttäuscht gebe ich den neuen Papierblock und die Farbstifte für sie ab.

Draußen hat es angefangen zu regnen, dicke Tropfen fallen gleichmäßig auf den Weg, das Wasser und die leere Bank.

## Keine Zukunft

Einige Wochen später dürfen wir Kinder unsere Mutter zu dritt besuchen. Sie sitzt im Besuchszimmer, das mit einem so regelmäßig gemusterten Spannteppich ausgelegt ist, dass sein penetrantes Grau nach kurzer Zeit vor meinen Augen schmerzhaft zu flirren beginnt. Mutter trägt eine Sonnenbrille, wie eine Frau, die ein blaues Auge verbergen will. Was haben sie mit ihr gemacht?, denke ich, doch ich wage nichts zu fragen. Mutter zeigt uns ihre Augen nicht, redet dunkel und gedehnt, ihre Stimme klingt wie die Musik einer Langspielplatte, die man mit zu niedriger Drehzahl abspielt. Tapfer und gefasst nimmt sie die stockend vorgebrachten Wünsche meiner Brüder entgegen, die ausziehen wollen; Simon hat Kontakt mit Vater aufgenommen und wird während der kommenden Monate bei ihm wohnen, eine „Übergangslösung" für ihn, die er zugleich ängstlich und mit ironischen Sprüchen erwartet, und Martin, der seine Matur-Prüfungen noch nicht lange hinter sich hat, beginnt ein Studium in einer anderen Stadt, sucht sich ein Zimmer in einer Studentenwohngemeinschaft. Ich bin erst fünfzehn und werde für einige Wochen bei einer Klassenkameradin wohnen. Keiner von uns will mit Stiefvater und Stiefschwester in dem Haus bleiben. Und wir können uns nach allem, was geschehen ist, nur vorstellen, dass Mutter ihren Mann verlassen wird.

Die psychiatrische Klinik sieht für uns so aus, als ob man in ihr unweigerlich langsam verrückt werden müsste. Es gibt da höchstwahrscheinlich keine sadistische Psychiatrieschwester mehr wie in *One Flew Over the Cuckoo's Nest*, welche die Patienten quält und provoziert; wir wissen, dass keine Lobotomie durchgeführt wird, mit Messer oder Leukotom oder Pickel ins Hirn hinein, in die weiße und graue Masse, mit irreversiblen Schäden. Rund eine Million Menschen, lese ich, wurden mit dieser Operation behandelt, in der Überzeugung, sie beseitige nicht nur psychische Störungen für immer, sondern auch Hyperaktivität oder Homosexualität, oder kommunistische Überzeugungen. JFK's Schwester war nach dem Eingriff schwer behindert und brabbelte nur noch; der Vater, der die Lobotomie von einem befreundeten Arzt hatte durchführen lassen, gab sie daraufhin lebenslänglich in eine Heilanstalt. In der kahlen Lieblosigkeit der Gänge und Räume erinnert mich die Klinik an die Anonymität eines riesigen Krankenhauses; nur scheint man hier nicht ums Überleben der Patienten zu kämpfen, sondern sie so lange zu beruhigen, bis sie, still geworden, einpassfähig, zurechtbehandelt, wieder ausgeschleust werden können.

Mutter soll ihren Mann verlassen, sind wir uns einig, aber wir bezweifeln, dass sie das schafft, zu dritt auf dem Heimweg, auf dem sauber begrenzten Kiesweg, vorbei am Wasserpool, exakt rechtwinklig ausgerichteten Bänken und vorsichtig wackelnden Enten.

Elektrokrampftherapie? Transkranielle Magnetstimulation? Schlafentzug? Lichttherapie? Ich weiß nicht, welchen „nichtmedikamentösen" Behandlungen Mutter unterzogen wurde. Wie viel „antimanische Wirksamkeit" es gab, wie viel „Therapieerfolge" und „Rückfälle". Damals wagte ich nicht weiter zu denken. Ich glaube, ich hatte zu viel Angst, davon irgendetwas zu erfahren. Als könnte Nichtwissen etwas ungeschehen machen. Aber ich konnte nicht übersehen, dass Mutter gänzlich unerreichbar wurde, dass sie keinen Halt mehr fand, dass ihre Stärke, ihr Humor, ihr Wille zerbrochen waren; um sie kümmerten sich jetzt Ärzte, Pfleger, Psychiater, sie war eine Patientin, ein Fall, und es gab keine Selbstverständlichkeiten mehr, kein unbelastetes gegenseitiges Verstehen, sondern nur noch Maßnahmen, Entscheidungen, Vorbeugung, Konsequenzen. Ich vermisste meine Mutter, aber in den vergangenen Wochen war in mir auch eine bis dahin unbekannte Angst vor ihr gewachsen. Ich hatte gesehen, wie sie zu einer Rasenden wurde, wie sie angriff und verletzte, schonungslos, ohne Rücksicht auf Verluste. Und seit jener Nacht auf der Treppe wusste ich, dass es keinen sicheren Schutz geben konnte, dass es keine klare Grenze gab, weder außerhalb noch in mir, es gab nur dieses zugleich gewaltsame und sanfte Gleiten in einen anderen Zustand, aus dem man vielleicht nicht mehr zurückfinden konnte. Ich hatte die Tentakeln gespürt, die nach mir tasteten; wo sie mich berührt hatten, setzte das

Gefühl einer Betäubung ein. Wie wenn mich mein eigener Körper anästhesierte, um sich Immunität vorzutäuschen – ein Art Totstellreflex.

*No Future* steht auf dem T-Shirt eines Punks, der mir auf der Straße entgegenkommt, die schweren Schuhe trotzig in den Asphalt stampfend. Als er meine blauweiß gestreiften Latzhosen und meine langen, durch einen Mittelscheitel geteilten Haare sieht, grinst er und macht ein noch grimmigeres Gesicht, als wollte er sagen: Meinst du, die Welt noch retten zu können?

Das Kino ist in dieser Zeit kein Trost. Seichte Storys. *Flashdance. Terms of Endearment* malträtiert mit triefendem Kitsch die Geschmacksnerven, und *Scarface* sehe ich nicht, weil mir beschrieben wird, wie sie einem mit einer Kettensäge den Bauch aufschlitzen, das genügt mir als Vorstellung, und außerdem bin ich sowieso noch ein halbes Jahr zu jung für solche Filme. In *Educating Rita* irritiert mich die gepresste Stimme von Julie Walters dermaßen, dass ich die von ihr gespielte Figur nicht ernst nehmen kann. Hingegen verfolgt mich die aus der Wange von Beatrice Kessler quellende schwarze Spinne in der Gotthelf-Verfilmung, in die uns der Deutschlehrer mitnimmt, bis in meine Träume. *The Day After*, *WarGames*, *Das letzte Testament*, *End Game* …: In den Filmen dieser Monate droht der Weltuntergang, die Menschen versuchen sich vor Giftwolken, Giftpilzen, apokalyptischen Kriegen und Katastrophen in Sicherheit zu bringen.

Jahre später erst wird man erfahren, dass in diesem Herbst ein dritter Weltkrieg gerade noch verhindert wurde.

Mutter muss ab jetzt immer Medikamente einnehmen. Einer der behandelnden Ärzte gibt uns wenig Hoffnung; wenn Mutter sich auf diesem *Level* halten könne – er sagt tatsächlich *Level* –, ohne zu viele Turbulenzen, sei es das Beste für sie. Die Medikamente schnitten die emotionalen Spitzen ab, sodass *es* für sie erträglich sei, nach einiger Zeit werde sie „eingestellt" sein. Eingestellt wie eine Maschine, an der man herumwerkelt und schräubelt, *trial and error*, bis sie reibungslos funktioniert. Zwischen den Augenbrauen des Arztes haben sich zwei senkrechte Kerben eingegraben, so tief, dass es mich schmerzt, genau hinzusehen. Ich muss an den Equalizer meiner Musikanlage denken. An dem kann man die Höhen und Tiefen auf null herunterfahren, dann pulsen die Pegel nur noch im mittleren Bereich. Musik, Stimmen und Geräusche klingen seltsam flach, künstlich, fremd. Kaum wiederzuerkennen.

Als Mutter nach Wochen endlich aus der Klinik kommt, ist sie eine andere Frau. Sie trägt nun immer eine Sonnenbrille und bewegt sich unsicher, leicht torkelnd, hebt die Füße kaum vom Boden ab. Ihre

Lippen sind trocken, wenn sie sie nicht regelmäßig mit Balsam bestreicht, graben sich Risse in das weiche Fleisch. An ihren Fingerkuppen klaffen kleine längliche Wunden. Sie wohnt wieder in dem Haus, bei dessen Anblick sich mir der Magen zusammenkrampft. Mutter scheint den Kampf aufgegeben zu haben, sie hat keine Kraft mehr.

Als ich eine billige Einzimmer-Wohnung in der ersten Etage über einem Tapetenladen an einer stark befahrenen Straße finde, ist sie bereit, dafür aufzukommen. Ich weiß nicht, was sie der Vermieterin erzählt, aber diese sagt Ja. Mutter meint, so könne ich sicher besser lernen, ganz konzentriert, doch ich sehe in ihr Gesicht und weiß, als ich das feine Zucken um ihren Mund sehe, dass sie verletzt ist. Ich habe ein schlechtes Gewissen, aber ich kann nicht anders, ich würde ersticken, dort in dem Haus, wo ich keine Bewegung machen kann, ohne durch einen Zettel zurechtgewiesen zu werden, mit einer Treppe, über die ich nie mehr gehen möchte. Und ich kann dem Stiefvater nicht verzeihen, dass er allein entschieden hat, Mutter einliefern zu lassen.

Ich zähle die Wochen, streiche sie ab; noch vier Monate, bis ich sechzehn Jahre alt werde, und anderthalb Jahre bis zu den Matur-Prüfungen.

Zur Schule gehen, lernen, essen, schlafen, viel schlafen, manchmal gleich mittags nach der Schule erschöpft in einen traumlosen Zustand fallen. Ich kann mir keinen

Unsinn, keine Narreteien, keinen Leichtsinn leisten; Vernunft, Verzicht und Voraussicht sollen verhindern, dass mein Wagen aus den Schienen kippt, es kann so schnell geschehen, ich habe es gesehen. Das Wasser spritzt über den Rand der Badewanne, wenn man sich zu abrupt bewegt. Ich führe meinen eigenen Haushalt, das Geschirr ist abgewaschen, sobald ich gegessen habe, gleich wieder in den Schrank geräumt, ich plane bereits für den Folgetag, streiche mir das Sandwich für die Schule. Keine Zigaretten. Alkohol schmeckt mir nicht. Hasch rauchen, wie es einige in den höheren Klassen tun, mag ich schon gar nicht, das Leben ist konfus und aufwühlend genug; was sie als vergnügliches Experiment betrachten, ist mir zu bedrohlich, weil ich die Kontrolle nicht verlieren darf. Aber eines gibt es doch für mich: Tanzen bis zur Besinnungslosigkeit. Ich tobe mich aus, bis mir Shirt und Hosen am Körper kleben. Ich schließe die Augen und schwebe, eingeschlossen in meine Unterwasserkugel.

Über die Jahre habe ich mir viel versagt, in der Hoffnung, stabiler und stärker zu werden, weniger erschütterbar, eine wirksame Abwehr gegen Eindringlinge aufzubauen. Sich eine dicke Haut zulegen. Ein dickes Fell.

Doch der wilde Wuchs sucht sich seinen Weg, drängt hervor, wie Baumwurzeln aus dem Asphalt hervorstoßen; bisweilen setzt sich willkürlich eine übersteigerte, fast panische Maßlosigkeit frei. Eine Lebensgier, ein heftiger Drang, abrupte Entladungen.

Aussichtslose Verliebtheiten, stürmische Umarmungen, unbändiges Auf-und-ab-Hüpfen, über das andere den Kopf schütteln.

Meine Wohnung, gegenüber von einer Kirche gelegen, die am Sonntagmorgen Sturm läutet, sodass die Fensterscheiben mehr zittern, als wenn Lastwagen am Rotlicht in der Straße unten anfahren, sieht nicht viel anders aus als die von Willie in *Stranger than paradise*, dem Film, der von einem Lebensgefühl erzählt, in dem sich eine ganze Generation wiedererkennt: ein Bett, ein Tisch, ein Herd. John Lurie ist groß und dünn und vor allem cool, wie er mit Pokerface auf alles um sich reagiert. Seine Cousine Eva aus Ungarn behandelt er herablassend, er interessiert sich kaum für sie, lieber geht er mit seinem Freund Eddie, der mit derselben Art Hut wie sein jüngerer Bruder aussieht, ins Kino. Bei Willie und Eddie ist ständig was los, doch in ihren Leben bewegt sich nichts, sie treten an Ort und tun nur so, als hätten sie alles im Griff; sie leben mehr in der Vorstellung von einem Leben als in einem realen Leben. Ich wäre gern wie Eva; sie ist clever und lässt sich von der Coolness der beiden nicht einschüchtern – und am Ende überlistet sie ihren ziellosen Cousin, schickt ihn zurück nach Budapest. Die schwarz-weißen Bilder des Films bleiben in meiner Erinnerung haften: die dunklen Gestalten in der kleinen Wohnung in New York, im weißen Schnee von Cleveland, an diesem zugefrorenen See vor der dunklen Barriere im hellen Nichts. Die Männer in ihren Jacketts frieren, ziehen die Schultern hoch und kneifen ihre Augen zusammen, während Eva entspannt in den weißen Raum hineinblickt; als sei es kein Kunststück, ruhig zu bleiben, wenn man keine Aussicht hat. Immer wieder die langen Schwarzblenden, über das körnige Weiß gelegt.

Mutter besucht mich in meiner Wohnung. Das Zimmer mit Blick auf die viel befahrene Straße, die schmale Küche, das Bad ohne Fenster und der enge Verbindungsflur mit dem grasfarbenen Spannteppich: Es sind nicht viele Quadratmeter, und die Behelfsmäßigkeit des Ganzen macht unübersehbar, dass mein Wegzug eine überstürzte Flucht gewesen ist.

Ich habe so viel falsch gemacht, sagt Mutter jetzt oft; ein Satz, der tief schneidet, tiefer, als wenn sie mir Vorwürfe machen würde. Ich dementiere, ich sage, sie habe im Gegenteil sehr viel richtig gemacht, dass sie eine sehr gute Mutter gewesen sei, dass sie uns zu selbstständigen Menschen erzogen habe, aber ich höre meine Sätze mit ihren Ohren, in jeder Beteuerung verbirgt sich auch der Hinweis auf ein Versagen, ich entdecke die Fallstricke, das Vermiedene, das Ungesagte. Mutter sieht auf den Boden; ich weiß, sie glaubt mir nicht.

Den Fassaden entlang schleichen Nebelschwaden, die immer dichter werden, je mehr ich mich dem Haus nähere, in dem ich damals gewohnt habe. Männer in neonfarbigen Schutzanzügen rufen, machen mir Zeichen, mich zu entfernen, doch ich gehe weiter, obwohl nun fast nichts mehr zu erkennen ist, die Wolke ballt sich offensichtlich vor der Haustüre. Doch mit dem nächsten Atemzug schneidet mir die Luft derart stark in den Hals, dass ich nicht mehr atmen kann, und ich erwache mit starkem Husten. In der Küche ist Ammoniak aus dem Aggregat des alten Kühlschranks gedrungen, ich muss die Feuerwehr rufen; der riesige Einsatzwagen biegt nach einigen Minuten lautlos in die Straße ein, eine seltsame Pantomime, und wenn da nicht das Klingeln an der Türe wäre, könnte ich nicht beschwören, dass das keine Fortsetzung des Traums ist.

Wenn die Lichter im Laden unter meiner Wohnung erloschen sind, klappe ich den Deckel des Klaviers auf. Mutter hat mir das Instrument vermacht, unter der Bedingung, dass ich auch in Zukunft die Transportkosten zahle. Da ich hier nur in der ersten Etage wohne – jedes einzelne Stockwerk kostet eine empfindliche Summe, die Möbelmänner schwitzen –, ist der erste Transport nicht sehr teuer geworden. Das dicke blaue Heft liegt schwer auf dem Notenständer, *Das wohltemperierte Klavier*. Ich muss eine Wäscheklammer zu Hilfe nehmen, weil die Seiten gerne langsam wieder von selbst zurückblättern, wenn ich übe. Ich denke dabei über das Wort *Wohltemperiertheit* nach, das mich reizt. Wohltemperiert ist die Stimmung in Messerbänkchenhäusern, ein Mittagessen in einer zufriedenen Familie mit Vater, Mutter und Kindern an einem Tisch inklusive Dessert, entspannten Gesichtern und ruhigem Gespräch, in dem jeder jedem zuhört; wohltemperiert sind Sonntagsspaziergänge, saubere Waschküchen, friedliche Kinderpartys, glänzende Schuhe und glattes Haar, Bücher mit braven, blonden Rossschwanzmädchen wie *Hanny & Nanny* und Filme wie *Terms of Endearment*. Auf Wohltemperiertheit trimmten uns die Lehrer, wenn sie Strafaufgaben verteilten, weil wir zu wild wurden. Nicht wohltemperiert sind Mädchen, die Kletterstangen emporklettern und Autos mehr mögen als Puppen, die Klassenkameraden Löcher in die Köpfe schlagen, Spielkrämerläden umwerfen. Und ganz sicher nicht wohltemperiert ist auch eine Mutter, die, wie die Ärzte sagen, *manisch-depressiv* sei und deshalb jetzt mit entsprechenden Medikamenten *eingestellt* wird. Ich muss an Bonsai-Bäume denken, wie sie in einem Blumenladen um die Ecke angeboten werden, die tief in das Baumfleisch eingegrabenen Schnüre, die abgebundenen, zehengebrochenen Lotosfüße der Chinesinnen.

Das Tonsystem vor der Wohltemperiertheit war ein gekrümmtes Universum – je weiter von *C-Dur* entfernt, desto mehr Abweichung; der Rückweg auf dem Quintenzirkel mündet nicht in Deckungsgleichheit. Damit es doch aufgeht, hat man künstlich nachgeholfen, die Töne leicht zurechtgebogen. Auf dem Klavier wird dies direkt sichtbar: *Cis* ist dasselbe wie *des*, *dis* dasselbe wie *es*, und so weiter. Die Regelmäßigkeit, die mich anfangs fasziniert hat, erweist sich jetzt als Normierung zugunsten eines begradigten Systems. Die Erde ist aber keine Kugel, eher gleicht sie einer verbeulten Kartoffel, und ebensowenig ist eine Oktave eine Schichtung aus zwölf exakt regelmäßigen Halbtönen: Das Schiefe der natürlichen Schwingungen wurde gewaltsam angepasst. Schönbergs bestechender Strukturgedanke der Zwölftonmusik, sein Ideal der Gleichberechtigung, die Aushebelung der Vorherrschaften mittels strenger Kompositionsregeln von Tonreihen baut auf diesen zwölf Halbtönen auf; aus der Sprengung des traditionellen Systems resultiert die Multiperspektivität seiner Musik – doch die Voraussetzung für sein modernes geometrisches Klanggebäude ist eine tiefgreifende Zähmung, eine Art Kolonisierung. Schon bald wurden ihm seine eigenen Regeln zu eng; er weichte seine strukturell visionäre Idee wieder auf und ließ in seinen Kompositionen Prinzipien der Tonalität zu, denn in der Perfektion der ausgeglichenen Form vermisste er den Ausdruck von Empfindungen und die Möglichkeiten der Intuition.

## Synchronizität

Die Erinnerungen an bestimmte Vergangenheiten kehren nur langsam zurück, sie machen Wunden sichtbar, die nicht verheilt sind. Eine hagere Gestalt schleppt sich, von einem Geier beobachtet, durch eine endlose Steinwüste. Harry Dean Stanton trinkt den letzten Schluck aus einem Wasserkanister, dreht den Verschluss noch sorgfältig zu und lässt ihn in den Sand fallen. Da sieht er einen verlassenen Schuppen, der sich als einsame Bar mitten in der Wüste entpuppt; er stopft Trockeneis in sich hinein, fällt in Ohnmacht. Nur langsam erinnert er sich nach diesem Kollaps, macht sich auf die Suche nach seinem Kind, seiner Frau, setzt die Puzzlestücke zusammen. Das frühere Paar, getrennt durch die große Scheibe in der Peepshow, jeder einsam für sich in seinem engen Raum, er mit seinem verwitterten Gesicht, sie mit ihrem wasserstoffblonden Helm auf dem Kopf, dem flauschigen Oberteil, als sei sie eben wie ein Küken einem Ei entschlüpft. Je tiefer die beiden in ihre gemeinsame Vergangenheit zurückkehren, desto eindeutiger wird, dass sie nicht mehr zusammenkommen können. Und wie sehr wir uns das zu Beginn des Films gewünscht haben, wir wollen es auch nicht mehr. Paris in Texas ist ein trostloser Ort, Endstation aller Wünsche und Liebessehnsüchte; wo man lernen muss, den anderen so zu sehen, wie er ist – und nicht mehr hoffen kann, ihn zu ändern. Dennoch: Das

Kind hätte sich gewünscht, die beiden kämen wieder zusammen, nachdem es endlich glaubte, dass er tatsächlich sein Vater war (er war so lange weg gewesen, dass es ihn nicht wiedererkannte); sie wären wieder das glückliche Paar, das sie einmal gewesen waren, wie auf dem Super-8-Erinnerungsstreifen an jenem sonnendurchfluteten Strand.

Im Kino kommen die Menschen die Treppengalerie herunter, wo ich im Untergeschoss warte, um ihre Tickets einzureißen; ein Job, der mir ermöglicht, viele Filme kostenlos zu sehen. Alle zwei Stunden, vom Nachmittag bis in den Abend hinein, erwartungsvolle Gesichter, die sich im dunklen Raum hinter schallschluckenden Vorhängen in ein sanftes melancholisches Glimmen verwandeln. Weite Pupillen in schlaftrunkenen Augen, Wortwechsel in unterdrücktem Ton, mit gesenktem Blick streben sie nach der Ausgangstür. In jeder Pause, wenn der Saal wieder leer ist, sammle ich zerknüllte Taschentücher, Schirme, einzelne Handschuhe ein, die wie Strandgut in den Kelchen der hochgeklappten Stühle hängen: ein Obolus an den Traum von Entrückung aus Raum und Zeit.

Mutter fragte mich oft, ob ich fände, dass sie schlecht koche. Ich hatte ihren Kartoffelstock geliebt, doch sie meinte *richtig* kochen. Zum Beispiel ein Eiweiß zu perfektem weißem Schaum schlagen. Oder eine

Mayonnaise in der richtigen Konsistenz hinkriegen. Und andere Hausfrauen- und Mutterfertigkeiten. Das war ihrer Meinung nach die hohe Schule und dafür fühlte sie sich zu wenig begabt. Sie glaubt mir nicht, dass ich sie bewundert habe, weil sie in Sekundenschnelle aus wenigen einfachen Zutaten etwas ganz Eigenes zubereitete, das mir immer schmeckte. Wenn Besuch kam, kochte sie ihren *chinesischen Eintopf*: In eine große Pfanne mit geschnittenem Hühnerfleisch mischte sie rote, grüne und gelbe Peperoni und andere Gemüse, dazu warf sie frisch angeröstete Mandeln und Ananasstücke. Ich habe diesen Eintopf selbst zuzubereiten versucht, doch er schmeckte nicht annähernd so duftend süß und zugleich angenehm sauer und er wärmte auch nicht auf so eindrückliche Weise den Bauch, wie dies Mutters Eintopf vermochte.

Der Junge, der immer ein Vogel sein wollte und zu fliegen versuchte, verwandelt sich in einen Vogel; nackt sitzt Birdy auf der Metallstange seines Betts in der Zelle der Psychiatrischen Anstalt der Armee, mit angezogenen Beinen, seine Augen auf das vergitterte Fenster gerichtet. Der schwer verwundete Freund, das Gesicht bis zur Unkenntlichkeit einbandagiert, beschwört ihn, beschimpft ihn, durchdringt zuletzt seine Abschottung und holt ihn zurück in die Gegenwart. Das kann nur ein Wunder sein, ein schönes Märchen, im Kino kann es für einen Moment Wirklichkeit werden.

*We have no past, we won't reach back, keep with me forward all through the night.* Mit Petticoat, Netzstrümpfen, Stiefeletten, Jeansjacke, sichtbar getragenem Bustier, großen Ohrhängern und Armreifen setzen Cyndi Lauper und Madonna eine neue Modewelle frei, sie kieksen mit ihren hohen Stimmen, ihre Bewegungen und Tänze sind wild und provozierend. *Living in a material world.* Auch ich kaufe mir Netzstrümpfe, die ich dann aber nie trage. In der Schule verschwindet die Mode so schnell, wie sie aufgekommen ist; der schrille Kleiderstil wirkt hier allzu angestrengt und aufgesetzt. Eher noch kommen die Jungs mit langen Haaren in den Unterricht, das ist akzeptiert. Wir tragen Manchesterhosen mit Schlag, Batikblusen, dunkle Farben, wie Berger und seine Gruppe in *Hair. A home for fleas, a hive for the buzzing bees, a nest for birds, there ain't no words for the beauty, splendor, the wonder of my hair.*

Den Vergiftungen können wir immer weniger ausweichen; zum Treibhauseffekt und dem sauren Regen, der Ölpest und dem Waldsterben kommt jetzt das wachsende Ozonloch.

Nachmittags finden sich im Kino die einsamen Seelen ein, immer wieder dieselben Gesichter. Eine klein gewachsene Frau mit grauem Rossschwanz und einem geschrumpften Kopf, als sei ihr Gesicht bereits im Mädchenalter in die Versteinerung übergegangen. Ein

Mann in weißem Regenmantel und dicken Brillengläsern zieht immer mit dem Arm die Türe auf, damit er die Klinke nicht mit bloßen Händen berühren muss. Ein Mann mit halblangen Haaren sieht auf den Boden und grummelt vor sich hin, bis er im Kinosaal sitzt. Alle haben sie ihre Stammplätze, die sie verteidigen, indem sie so früh wie möglich kommen und ihren Sitz nach Türöffnung nervös und zielstrebig anpeilen. Wir bilden eine heimliche, verschworene Gruppe, wenn nachmittags, draußen die Taghelle, der Saal dunkel wird und wir auf eine Leinwand voller Bilder blicken, als sei das unser eigentlicher Lebenszweck.

*Effect without a cause, sub-atomic laws, scientific pause. Synchronicity,* singen *The Police*. Nach den Jugendunruhen, wo die „Bullen" die Bösen waren, ein Name, den wir nur ironisch lesen können. *Synchronicity*: Ein kurzatmiger, hektischer Song auf einer LP, deren Cover ich nicht mehr genau anschauen mag, seit ich entdeckt habe, dass darauf auch ein Totenkopf abgebildet ist.

Mutter scheint sich entschlossen zu haben, keinen Anspruch auf ein besseres Leben stellen zu dürfen. Ich aber will mich nicht damit abfinden, klopfe an die Türe, schlage an die Türe, doch sie kann oder will mich nicht hören. Was kann ich ihr schon versprechen?

Ich habe mich unglücklich verliebt, schon zum zweiten Mal. Hoffnungslose Nervosität. Insekten, die gegen die Glühbirne fliegen. Jahre später werde ich erfahren, dass der Mann, kaum hatten wir die Schulzeit abgeschlossen, mit dem Moped tödlich verunglückte. Er bog schnell, vielleicht zu unvorsichtig, in eine größere Straße ein, wo ihn ein Auto erfasste, nur wenige Meter von meiner ersten Wohnung entfernt.

Ein Mann erschießt an seinem Arbeitsplatz fünf der Mitarbeiter, vier sind tot, erschossen aus nächster Nähe, einer ist lebensgefährlich verletzt. Den kenne ich, die anderen kenne ich auch, sagt Mutter, ich habe da gearbeitet. Ein seltenes Wort geht in diesen Tagen in unseren aktiven Wortschatz ein: *Amok*. Was wie ein Wort aus Grönland klinge, stamme aus dem Malaiischen, erklären Journalisten. Ich stelle mir vor, wie Mutter sich vor dem Mann mit dem Revolver versteckt hätte. Unter dem Schreibtisch? Im Schrank? Da hätte er sie sicher gefunden. Hat man überhaupt noch Zeit nachzudenken, was das beste Versteck sein könnte? Nachts träume ich, der Mann komme in ein Zimmer, in dem ich mich aufhalte, und ich kann mich kaum wegbewegen, als sei der Boden mit Klebstoff überzogen, er steht da mit seinem Revolver, vor mir, und in dem Moment wache ich auf.

*Vorsicht* steht auf Fahndungsplakaten zu lesen, auf denen man sein weiches Gesicht mit der randlosen Brille studieren kann, Vorsicht, heißt es im Radio, der

Täter ist mit einem Revolver bewaffnet. Ich war auch schon nahe daran zu schießen, schreibt ein Zeitungsleser, hoffentlich warnt das meinen Chef. Ein anderer meint: Ich würde am liebsten jeden Morgen mit der Pistole durch das Büro rennen. Das Werweißen und Mutmaßen beginnt, Journalisten und Experten recherchieren, versuchen den Fall zu analysieren: vorsätzlicher, kalt geplanter, mehrfacher Mord. Erweiterter Suizid. Überforderung eines Perfektionisten. Miserables Arbeitsklima. Extreme Ausnahmesituation. Erschöpfungsdepression. Affektiver Notstand.

Mutter insistiert, sosehr ich auch Argumente dagegen aufzähle: Ich war keine gute Mutter.

Ihr Haar wird dünner. Sie färbt es jetzt mit Henna und toupiert es mit einem Kamm, um es dichter erscheinen zu lassen. In unseren ehemaligen, nun fast leeren Zimmern sammelt sie Glasscherben, Draht, alte Glühbirnen, Stoffreste, Farbe, Pinsel, Papier, Garn, Korken, Joghurtbecher, Eierkartons und beginnt mit diesen Zutaten Skulpturen zu bauen, deren Form an die von Fischen erinnert. Sie reißt Fotos aus den Alben und baut die kleinen schwarz-weißen Vierecke in das Gebilde ein: Sie als Kind in einem mattblechernen Waschzuber im Garten. Mit einem Baby, ihrer Schwester, im Arm. Mit ihrer Cousine am Kinderkochherd sitzend und den Beobachter oder die Beobachterin erstaunt anschauend. Die Fotoalben hat sie achtlos offen liegen gelassen. Kleine Fotopapierreste, die auf den leeren Feldern kleben, oder einst sorgfältig gesetzte Fotoecken verweisen auf die Bilder, die sie herausgerissen hat; stehen geblieben sind die kurzen Legenden, angefertigt von ihren Eltern, um Ort und Zeit der Momentaufnahmen festzuhalten, die stolzen Kommentare der Mutter über die ersten Wörter der Tochter, die ersten Gehversuche, den ersten Streich. Familienalben werden sorgfältig geführt, Jahr für Jahr, Fortschritte der Kinder, Familienzusammenkünfte, Ferien, Geburtstage, Feste, man blättert in ihnen, um sich zu erinnern, erinnert zu werden. Doch diese Dokumentation der Geschichte ihrer Familie, ihrer Kindheit, ihrer Jugend, für sie und auch für uns, zerpflückt Mutter in Einzelteile. Diese oder jene Fotografie ist keine Erinnerung mehr, kein Hinweis auf einstige, bald historische Lebensumstände, Anlass zum Wiedererkennen, sondern Verzeigung, Anklage, Entblößung. Ich spüre den Impuls, die Alben zu schließen, das so wichtige Bildarchiv vor ihrem rücksichtslosen Zugriff in Sicherheit zu bringen. Doch vielleicht hilft es ihr, die Bilder an den richtigen Platz zu rücken, vielleicht bringt es mir meine Mutter zurück?

In Tschernobyl explodiert der Reaktor eines Kernkraftwerks. Die weniger als fünf Kilometer gelegene Stadt Prypjat mit rund 48.000 Einwohnern wird evakuiert, dann eine Zone von über 30 Kilometern, während sich Wolken mit radioaktivem Fallout über Russland, der Ukraine, Westrussland, Skandinavien,

Polen, Tschechien, Österreich, die Schweiz, Deutschland, über den Balkan, Griechenland und die Türkei verteilen. Sie ziehen weiter, nach Nordafrika und Vorderasien. Auch England ist hohen Cäsium-Kontaminationen ausgesetzt. Wir sollen keine Frischmilch mehr trinken, wir werden gewarnt, Joghurt, Salat oder Pilze zu essen, sie seien verseucht. Tonnenweise Lebensmittel werden vernichtet. Manche der freigesetzten radioaktiven Stoffe weisen eine Halbwertszeit von dreißig Jahren auf. Es ist nicht absehbar, wie lange wir Esswaren nur mit Vorsicht genießen können. Verstrahlte Milch, giftiges Gemüse und Fleisch werden tonnenweise entsorgt.

Jahre später beobachtet man deutliche Deformationen an Wanzen in allen Gebieten Europas, wo der *Fallout* mit dem Regen den Boden vergiftet hat.

Mitten in der Nacht heulende Alarmsirenen. Eine seltsame Unruhe herrscht in der Stadt, aber kein Mensch ist zu sehen, vereinzelt erleuchtete Fenster in den Fassaden der Häuser gegenüber. Ein Auto mit groteskem Megaphon auf dem Dach schiebt sich durch die fahle Straße. Bleiben Sie in der Wohnung, schließen Sie Fenster und Türen – ich wiederhole … Das Telefon klingelt. Mutter klingt besorgt, fragt drei Mal, ob ich auch wirklich alle Fenster geschlossen hätte. Ich solle das Radio einschalten. Eine Giftwolke hängt über der Stadt, man weiß noch nicht, wie gefährlich sie ist. Ich stehe im Pyjama in meiner Wohnung und meine den

Schwefelgestank dieser Wolke zu riechen. Wie groß diese Wolke wohl ist, wie tief hängt sie und wo über der Stadt? Durch die Fensterscheiben sieht der Himmel nur schwarz aus, da ist keine Wolke zu erkennen. Dann erschnuppere ich den gelben Geruch plötzlich überall in meiner Wohnung. Ich suche Türen, Wände, Fenster nach einer Ritze ab. Im Bad, einem geschlossenen Raum, sitzt er seltsamerweise am intensivsten. Da entdecke ich die Öffnung zum Lüftungsschacht, durch den von außen die schwere Luft ungehindert in die Wohnung strömt. Meine nackten Füße auf dem Badewannenrand, meine Hände emporreckend, lege ich einen Plastiksack über die Öffnung, dichte sie mit einem dicken Klebeband ab. Das habe ich schon einmal in einem Katastrophenfilm gesehen, doch genützt hat es dort nicht viel. Falls die Luft sehr giftig ist, könnte die von mir bereits eingeatmete Dosis reichen, um mich zu töten; meine Lungen sind voll davon, die Stirn fühlt sich kalt und nass an, ich schlottere im Schlafanzug und klettere unter die Bettdecke, beobachte meinen Atem, verfolge die Stimmen aus dem Radio.

Als es draußen schon hell geworden ist, erfolgt die Entwarnung. Die Bevölkerung dürfe wieder nach draußen gehen. Doch die Straße bleibt menschenleer, keine Autos, totenstill. Im Radio verkündet ein Sprecher, die „Sachlage“ sei wieder „unter Kontrolle“, die Giftwolke, heißt es: etwas weniger gefährlich, als ursprünglich angenommen. Der Rhein ist ein roter Fluss, berichtet ein Reporter aufgeregt, viele Fische und Aale sind tot. In einer 1350 Tonnen Chemikalien enthaltenden Lagerhalle sei aus noch unbekannten Gründen ein Feuer ausgebrochen, Chemikalien, Insektizide und Unkrautvertilger seien verbrannt, dicker Rauch habe sich entwickelt, die Zusammensetzung der Verbrennungsgase: auch noch unbekannt. Der Erziehungsdirektor ordnet an, der Unterricht an den Schulen solle normal stattfinden, aber wir rufen uns gegenseitig an und bleiben zu Hause, weil die Straßen noch immer leer daliegen. Ich durchsuche alle Schränke in meiner Küche und rechne, dass ich noch für zwei weitere Tage genug zu essen haben werde. Doch nicht genug zu trinken; dem Wasser aus dem Hahn traue ich nicht. Es bleibt eine Packung Orangensaft im Kühlschrank und ein halber Liter Milch, der wahrscheinlich ein wenig radioaktiv kontaminiert ist. Am Radio jetzt die Information, dass eine Giftwelle mit Pestiziden bis nach Karlsruhe die gesamte Aalpopulation ausgelöscht hat. Quecksilber treibt den Rhein hinunter. Phosgen, ein chemisches Kampfgas namens Blaukreuz, das im Ersten Weltkrieg für den Tod von 90.000 Menschen verantwortlich war, lagert unmittelbar neben jener Halle. Phosgen zerstört die Lungenbläschen, wer es einatmet, erstickt. Wer redet schon heute noch von den Seveso-Fässern?, meint der Bundespräsident dennoch in einem Interview. Friktionen verlangen Führung, und diese Führung war gewährleistet, sagt einer der Vertreter des chemischen Konzerns in der live übertragenen Pressekonferenz.

Nach zwei Tagen belebt sich die Straße unter meinem Fenster wieder und auch ich wage mich wieder vor die Haustüre. Mein erster Gang führt an den nicht weit entfernten, noch immer rot gefärbten Rhein. Die Pflanzenschutzmittel und das Quecksilber lagern sich in der Erde ein, in unmittelbarer Nachbarschaft von Trinkwasserbrunnen der Wasserversorgung.

Mutter ist in diesen Tagen ruhig und gefasst. Ich frage mich, ob das so ist, weil die Realität ihre Vergiftungsideen eingeholt hat.

In einer kleinen Stadt im Burgund wird der Amokläufer Günther Tschanun gefasst.

Während der Gerichtsverhandlung wird ihm die Frage gestellt: Warum haben Sie nicht einfach Selbstmord begangen?

# Teil 2

## Algorithmische Figuren

*Auf der Mauer, auf der Lauer*
*sitzt 'ne kleine Wan –*

Wenige Jahre später begannen sich die Abstände zwischen den Zeiten, in denen Mutter in einer anderen Welt zu leben schien, langsam zu verringern. Wie eine Fibonacci-Reihe, nur in umgekehrter Richtung, langsam gegen null tendierend: 5 gute Jahre keine *Episode*, dann ein leichter *Schub* (Mutter hasste dieses Wort), gefolgt von 3 Jahren Stabilität, dann waren es 2 Jahre, 1 Jahr – 8 Monate, 5 Monate, 3 Monate, 2 Monate – bis es kaum mehr einen Unterschied gab zwischen verschatteten und weniger verschatteten Phasen. *Rapid cycling.* Wie wenn Mutter sich ins Zentrum einer Spirale bewegt hätte, den Kopf einer Sonnenblume, die van Gogh so gerne malte, von Don McLeans *flaming flowers that brightly blaze* bis hin zu den *weathered faces lined in pain.* Umdrehen und den Weg nach außen gehen lag außerhalb der Gesetzmäßigkeiten dieses Systems, das irgendwann zu einem geschlossenen wurde.

Meine Brüder und ich wurden über die Jahre zu empfindlichen Seismografen mit Frühwarnsystem: darauf konditioniert, Mutters Zustände zu deuten. Überhängende Gedanken, müde Kreisbewegungen, auffällig starke Angeregtheit, Nervosität oder Lethargie, zu viel Schlaflosigkeit, unsicheres Tappen der Füße, der Hände, verlangsamtes Schnellen der

Augenlider, eine Wiederholung oder eine Auslassung, ein Vergessen zu viel, ein zu häufiges Zurückkehren in die Wohnung – und wir wussten: Es ist wieder so weit. Oder es ist bald wieder so weit. Es bahnt sich wieder an. Es braut sich etwas zusammen. Es. Es nimmt Besitz von unserer Mutter und ist zugleich sie selbst. Wir kennen sie so und so ist sie uns fremd.

Ihre Gedanken hüpfen wie von einem Zufallsgenerator ins Spiel geworfene Bälle wild durcheinander. Ich versuche ein System dahinter zu entdecken, in dem ich mich orientieren könnte, ich suche wiederkehrende Motive in Variationen, eine Botschaft, auf die ich reagieren kann, doch ich finde mich in einer verwirrenden Landschaft wieder, in der ich mich verliere, wenn ich nicht aufpasse. Während ich stets einen Weg nach draußen suche, hat sich Mutter hier niedergelassen, nimmt ihre Umgebung kaum mehr wahr. Manchmal denke ich, sie bewegt sich in einer gänzlich anderen Raum-und-Zeit-Dimension, die ich nicht erreichen kann. Und selbst wenn ich es könnte, hätte ich zu viel Angst, in ein Labyrinth zu geraten, aus dem es keinen Ausweg gibt. Die Erinnerung an jene Nacht auf der Treppe, eine Ahnung des Zerberstens, wenn ich dem zu nahe käme, hält mich auf Distanz. Macht mich ungeduldig und misstrauisch. Wie voll ist der Aschenbecher? Wie viel Kaffeetassen trinkt sie pro Tag: bis zehn oder über zwanzig? Warum hält diese Erkältung, dieser Husten, den sie doch schon vor einigen Tagen hatte, noch immer an? Wie viel

Stunden hat sie in der vergangenen Nacht tatsächlich schlafen können?

Ich bin bei ihr zu Besuch, sehe den Kühlschrank voller weißer Naturjoghurtbecher, im Bad die chaotische Ansammlung von Fläschchen, Tuben, Salben, Haarspangen, Zahnseide, Kämmen und vielem anderen mehr auf den Ablageflächen, die vertrocknenden Pflanzen in den Töpfen auf dem Balkon, fürchte schon Spuren der Vernachlässigung, der Verwahrlosung, suche sie überall. Mein Aufräumen im Vorbeigehen, der hastige Abwasch in der Küche, der nicht als solcher erkennbar sein soll: beiläufige Gesten, um mich zu beruhigen und Mutter nicht das Gefühl zu geben, sie habe etwas nicht im Griff. Einmal sagt sie plötzlich: Du bist aber penibel geworden; was ist denn mit dir passiert? Ich spiele das Ganze herunter, indem ich mit den Schultern zucke.

Wenn es so weit ist, geht Mutter in die Stadt und gibt pro Tag mehr Geld aus, als sie in ein, zwei Monaten verdient, kauft eine Luxusuhr, schiebt Kellnern Hundertfrankennoten als Trinkgeld zu und lässt ihre vollen Einkaufstaschen unterwegs irgendwo stehen.

Sie fährt Zug und breitet alle ihre Sachen auf den Sitzen aus. Knirps, Schlüsselbund, Taschenbuchagenda, den schmalen, von ihr geliebten Kugelschreiberstift, Notizen auf Papierschnipseln, das Portemonnaie, zerknitterte Einkaufszettel, eine Packung Holzzahnstocher,

Papiertaschentücher, einen roten Lippenstift, einen runden, aufklappbaren Handspiegel. Sie verschenkt ihr Geld an Mitfahrende, die es ihr aber meist wieder zurückzugeben versuchen. Ich erschrecke, wie sie sich so dem Verständnis und Mitgefühl, der Gnade gänzlich Fremder ausliefert.

Mutter hat sich gerne elegant gekleidet. Jetzt beginnt sie ihre Erscheinung zu vernachlässigen, die geblümten Blusen bleiben im Schrank, ein selbstgestrickter grober roter Pullover oder ein Sweatshirt sollen reichen. Ist ihr kalt, trägt sie noch immer den hellvioletten Wollmantel, den Zaubermantel, der mich, als ich Kind war, mit seinem süßen Mutterduft in den Schlaf zu lullen vermochte.

Dyskalkulie, Legasthenie, Dyslexie. Die Schwächen greifen sie von allen Seiten an. Rechenschwäche, Zahlenblindheit, Schreibstörung, dysfunktionale synaptische Verschaltungen: Mutter sieht all das bei sich versammelt. Das Übersetzen von Gedanken in Worte, das Ordnen der Welt in Zahlen, das Reich der geschriebenen und gesprochenen Zeichen, alles gerät ihr ins Taumeln. So schnell sie in meiner Kindheit Bücher verschlungen hat und wie rasant sie mit einem beschwingten Zehnfingersystem Schreibmaschine geschrieben hat, wofür ich sie bewunderte: Sie betonte damals schon, dass sie beim Tippen eines ganz bestimmten Worts immer scheitere, sie könne, meinte sie, es einfach nicht auf Anhieb richtig schreiben und sie fürchte immer – sie arbeitete als Sekretärin in einer Firma, später in einem Amt, bevor sie wieder als Lehrerin arbeitete –, dass ihr der Chef eines Tages einen Text mit eben dem Wort drin diktieren würde. Ich tippe dieses Wort, von dem sie oft sprach, langsam ein, damit ich mich nicht verheddere: Rhythmus. Nicht: Rhythnus. Ryhthmus. Rhytsmu. Sondern: R-H-Y-T-H-M-U-S. Rhythmus. Zuerst war es nur dieses Wort, eine Ausnahme, eine vernachlässigbare Unsicherheit, über die Mutter lachen konnte – doch später verwandelte es sich zu einem unerkannten Vorboten, dem ersten Dominostein, der die anderen zu Fall brachte.

Wenn sich Mutters Zustand jeweils wieder etwas stabilisiert hat, hütet sie einmal oder zweimal in der Woche die Kinder meiner Brüder. Die Kinder lieben es, mit ihr zu spielen und zu basteln, wieder sprudeln ihre Ideen, sie zaubert mit den Händen. Eines Tages hole ich sie bei Martin ab, und im Tea Room, wo sie wie immer einen Eiscafé bestellt und hastig ins hohe, schwitzende Glas hineinlöffelt, sagt sie mir beunruhigt, sie glaube, sie habe das eine Fenster nicht geschlossen, ein Kind sei vielleicht hinausgeklettert und zu Tode gefallen.

Ich kann nicht einschätzen, ob das Fenster tatsächlich offen steht, ob das tatsächlich eine große Gefahr für Kinder ist, und ich möchte meinen Bruder und seine Frau auch nicht erschrecken, deshalb zögere ich anzurufen. Es gibt aber keine andere Lösung, weil Mutter immer aufgeregter wird. Ich suche die beste Formulierung für alle, Mutter hört zu, wie ich sage: Es kann sein, dass ein Fenster offen steht, Mutter ist deswegen unruhig, wir dachten, wir rufen besser an. Meine Schwägerin meint, es stehe gerade keines offen und wenn, dann sei das kein Problem. Die Kinder öffneten ja manchmal auch selbst ein Fenster. Sie wundert sich über den Anruf, aber ich kann ihr nicht sagen: Mutter hat befürchtet, sie könnte schuld sein, dass eines eurer Kinder zu Tode fällt. Ich beende das Telefonat schnell, um der Sache nicht noch mehr Gewicht zu geben, richte Mutter den Gruß der Schwägerin aus und sage: Es steht kein Fenster offen, sie haben alle überprüft.

Mutter fliegt mit einem befreundeten Paar nach Spanien, sie meint, die Sonne dort werde ihr guttun. Doch an der Feriendestination angekommen, in der fremden Umgebung, wird sie von Tag zu Tag aufgeregter; sie schläft nachts kaum, und der Lichtschlitz unter der Verbindungstüre stört den Schlaf der anderen. Mutter wandelt im Haus herum und verirrt sich, tagsüber verunsichert sie das Hotelpersonal, stört die anderen Gäste. Im Flugzeug zurück verteilt sie den Inhalt ihres Handgepäcks auf dem Sitz, darunter sollen auch Farbtuben gewesen sein, die sie auf dem Polster ausgedrückt hat. Die Stewardessen können sie nicht beruhigen. Nach der Landung wird Mutter von der Polizei aus dem Passagierraum eskortiert, ihre Psychiaterin kontaktiert.

Nach einigen Tagen darf sie wieder nach Hause. Als ich zu ihr fahre, rauscht in der Badewanne das Wasser. Sie hat einen großen Plastikeimer auf den Wannenboden gestellt und mit Kleidern vollgestopft, der Wasserfluss soll sie ausspülen. Die über den Rand hängenden aufgedunsenen Hosen, Blusen und Pullover sind aber voller Ölfarbenflecken, die so nicht ausgewaschen werden können. *Walle walle* – ich muss an das Gefühl der Bestürzung denken, mit dem ich die Bilder des Zauberlehrlings betrachtete: der Besen, der Wasser trägt, sich vermehrt und nicht mehr aufzuhalten ist, die Ohnmacht, die Verzweiflung, die Angst zu ertrinken. Wenn es ein Wort gäbe, *worauf am Ende* alles wird, wie es gewesen. *Soll das ganze Haus ersaufen?* Die Kleider seien voller Farbflecken, kann ich nach wiederholtem Nachfragen aus Mutters Satzfragmenten folgern, weil das Personal im Hotel beim Packen ihres Koffers die Farbtuben, die sie zum Malen dabeihatte, nicht oder nicht gut verschlossen habe.

Wir wringen die Kleider aus, tragen die Blusen, Hosen, Unterwäsche zur Maschine im Keller, nach zweimaligem Waschen beginnen die Flecken zu verblassen. Wir sitzen in der Küche, zwischendurch tritt Mutter auf den Balkon, um zu rauchen. Fetzen aus den Ferien leuchten in ihrer Erinnerung auf. Es könne sein, dass sie etwas im Zimmersafe vergessen habe. Kurze, klare Momente. Scham. Aufbegehren. Enttäuschung über die Freunde, die offensichtlich mit der Situation überfordert waren. Ich habe ihnen die Ferien verdorben, sagt sie, in demselben bitter-ironischen Tonfall, mit dem sie Verhaltensweisen konservativer Politiker kommentiert.

Wieder viele Tassen Filterkaffee, Mutter bearbeitet den Stapel von Psychopharmakaschachteln, schluckt Pillen, Kapseln, Tabletten. Ich kann mich nicht erinnern, dass wir in ihrer Küche jemals etwas zubereitet und gegessen hätten, doch es muss so gewesen sein.

Ich träume von einem Haus mit Gängen so breit und hell wie in einem Schulhaus. Ich komme durch die Türe aus einem der Zimmer in den Gang, wo mir eine Gruppe Kinder entgegenkommt, ich weiche zurück, sie machen sich über mich lustig, versperren mir den Weg, ich drehe mich um, doch sie folgen mir, beginnen mich zu verhöhnen. Ich möchte zurück in das Zimmer fliehen, aus dem ich gekommen bin, doch nun sehe ich, dass sich alles verändert hat, die Türen, die Gänge, ich erkenne nichts mehr wieder, ich habe keine Orientierung mehr, es gibt die Türe, aus der ich gekommen bin, nicht mehr, ich irre weiter mit dem Gefühl, verloren zu sein, mit einem so beklemmenden Gefühl, dass ich meine, ersticken zu müssen.

In einer anderen Nacht träume ich, ich müsste mich durch eine ganz schmale Türe zwängen; sie ist so eng, dass ich im Rahmen beinahe stecken bleibe, mich kaum mehr vorwärts oder rückwärts bewegen kann, wie in einem Bergstollen. Endlich bin ich auf die andere Seite durchgekommen, aber schaffe es nicht mehr zurück. Dann wieder träume ich, eine Türe sei etwas breiter, sodass ich meine, diesmal ohne Zwängen und Pressen auf die andere Seite gelangen zu können, doch die Öffnung erweist sich als schmaler als mein Schädel, es kann nicht gelingen; ich versuche es trotzdem immer wieder, als hänge mein Leben davon ab.

## Überhitzung

Unsere Mutter und unser Stiefvater lebten nach Mutters Zwangseinweisung in die psychiatrische Klinik nach einer nur kurzen Trennung doch wieder zusammen, trotz aller Zerwürfnisse, gegenseitigen Verletzungen und ausgesprochenen Vorsätzen. Weil wir das Gefühl hatten, dass Mutter sich zu sehr an die Bedürfnisse des Stiefvaters anpasste und nicht frei war, weil er aus unserer Sicht dazu beitrug, dass es ihr immer schlechter ging, hatten wir gehofft, dass sie sich von ihm trennen würde; doch sie beschloss, wieder mit ihm zusammenzuziehen. Die folgenden waren für sie zwei wahrscheinlich die besten Jahre. Wir Kinder lebten alle nicht mehr mit ihnen zusammen, die täglichen Streitigkeiten und Spannungen entfielen, sie konnten sich ganz aufeinander konzentrieren.

Doch dann erhielt der Stiefvater nach einer Routineuntersuchung eine Krebsdiagnose. Er habe noch zwei, drei Monate zu leben, sagen ihm die Ärzte im Februar, die Metastasen hätten sich bereits im ganzen Körper eingenistet. Es gibt keine Operation, keine Chemotherapie. Mutter pflegt ihn zu Hause, er liegt in ihrem gemeinsamen Bett und wird immer dünner und schwächer, seine Augen immer größer. Er stirbt im November. Als ich ihn das letzte Mal sehe, sagt er mir, als sie kurz das Zimmer verlässt, er sei so froh, dass er meine Mutter habe. Doch ich vermeide seine

Augen, ich kann ihm immer noch nicht verzeihen. Er hat das Risiko in Kauf genommen, dass Mutter nicht mehr wiederzuerkennen war. Er hat uns nicht gefragt, er hat uns nichts erklärt, er hat über sie verfügt. Sie war nachher nie mehr fröhlich und unbeschwert, sondern unter Scham geduckt, in ihrer Würde beschädigt. Als hätte man ihr gesagt, dass mit ihr grundsätzlich etwas nicht in Ordnung sei – und dass dies irreparabel sei. Ich glaube heute, er wollte sich bei mir entschuldigen; er wollte sagen, wie hoch er Mutter immer geschätzt habe, doch er konnte es nicht anders sagen. Eigentlich habe ich das damals schon verstanden, aber ich wollte es nicht hören, ich war nicht bereit dazu.

Ich begleite Mutter zum Schalter der Zeitung, wo man Todesanzeigen aufgeben kann, wir sitzen in der Küche, wo sie anhand einer Auslegeordnung von Zetteln immer wieder rekapituliert, was wir schon erledigt haben und was noch zu tun ist, wir formulieren einen Brief, den sie tippt, noch immer auf Schreibmaschine, beschreiben Kuverts mit Adressen, und jeder Name erhält eine Geschichte, erzählt mit einem kleinen Lächeln, einem langen Blick in die Kaffeetasse, einem Kopfschütteln, einem ironischen Unterton, viele nur halb abgebrannte Zigaretten im Aschenbecher. Wir tragen Papiere und Briefe in den Copyshop, besuchen zahlreiche Ämter, wo sich Mutter murmelnd für die geschliffenen Kondolenzsätze der Angestellten bedankt, ich nicke nur noch. Mutters Gesicht ist bleich und blutlos, doch sie will immer dabei sein, das gehört für sie zum Prozess des Abschiednehmens. Ich schlafe bei ihr, höre sie nachts schnarchen und immer wieder aufstehen, durch die Wohnung gehen, das Ratschen des Feuerzeugs, ihr Ausatmen des Rauches, als sei sie eben von einem langen Tauchgang aufgestiegen, und wenn ich am Morgen erwache, sitzt sie bereits wieder in der Küche vor einer Kanne Kaffee.

Nicht alle Medikamente in Mutters Schrank sind Psychopharmaka, lernte ich mit der Zeit. Neben Stimmungsstabilisierern, Neuroleptika, Antidepressiva steht da auch ein Medikament, das gegen das Austrocknen des Speichelflusses wirkt; vegetative Störungen seien Nebenwirkungen der Neuroleptika, lese ich, da ich endlich die erhofften Effekte der chemischen Stoffe genau verstehen will. Aber dieses Medikament verursacht Mutter Bauchschmerzen, weshalb ihr die Psychiaterin auch ein Medikament gegen diese Bauchschmerzen verschrieben hat. Das Medikament allerdings löst bei unserer Mutter Durchfall aus, was durch ein weiteres Medikament bekämpft wird. Mit einer asketischen Ernährung versucht Mutter zudem die drohende Gewichtszunahme einzudämmen, deshalb die vielen Naturjoghurts in ihrem Kühlschrank. So geht es fort, eine Kette von Symptomen und Wirkungen, die sich unendlich fortsetzen kann, mit immer noch mehr unerwünschten, auch unvorhersehbaren Effekten.

Noch einmal lehnt sich Mutter gegen das alles auf. Sie plant eine Ausstellung mit ihren Fischskulpturen und Zeichnungen, erhält eine Zusage von einer Galerie, arbeitet fieberhaft an der Vorbereitung. Doch die Aufregung ist zu viel, der Druck zu groß. Oder sie hat einfach nicht mehr genug Kraft. Zwei Monate vor Ausstellungsbeginn wird sie immer verwirrter, schließlich muss alles abgesagt werden, die Psychiaterin verändert und intensiviert die medikamentöse Behandlung.

Mutter irrt im Supermarkt wie eine Schlafwandlerin zwischen den Regalen umher; ich weiß nicht, was sie sucht, und sie kann es mir nicht sagen. Die Leute im Laden bleiben stehen, schauen uns befremdet an. Verzweiflung und Ungeduld, als ich bereits gezahlt habe, die Sachen einpacke, es wäre fast geschafft – doch sie ist plötzlich verschwunden; ich stehe hinter der Kasse, mit der vollen Papiertüte, und einen Moment lang verharre ich ratlos, die Barriere zwischen außen und innen hemmt mich, wieder in den Laden hineinzurennen. Schließlich hebe ich den Sack hoch, zwänge mich an den Schlange stehenden Leuten vorbei, entschuldige mich, ich muss noch einmal hinein, sage ich, tut mir leid, die Leute schütteln die Köpfe, ein scharfes Zischen, ich sehe zu Boden, als ich vorbeigehe.

Ich finde Mutter unschlüssig vor einem Regal stehend, Kaffee haben wir bereits gekauft, sage ich, wühle in den Einkäufen, zeige ihr die Packung, doch sie bleibt stehen. Und in diesem Moment beunruhigt mich absurderweise auch die Möglichkeit, dass jemand behauptet, ich hätte den Kaffee einfach eingepackt, ohne Absicht, ihn zu bezahlen. Was möchtest du noch?, frage ich Mutter, brauchst du noch etwas?, aber sie murmelt nur leise etwas vor sich hin, ich verstehe, etwas fehlt – aber was? Komm, sage ich schließlich, wir gehen jetzt nach Hause. Sie schüttelt langsam den Kopf, ihr Körper versteift sich. Komm, sage ich, wir können ja auch wiederkommen. Ich glaube nicht ganz daran, ja, das ist ein Trick, wie ihn müde Eltern bei kleinen, widerspenstigen Kindern anwenden. Sie dreht sich suchend um, geht ein paar Meter den Gang zwischen den Verkaufsregalen entlang, kommt wieder zurück, und ich nehme sie am Arm, jetzt gehen wir mal, sage ich, packe sie, als sie nicht mitkommt. Wir schieben uns, ich schiebe sie durch die missbilligende Reihe, an derselben Kassenfrau wieder vorbei, und jetzt schäme ich mich auch vor den Leuten, weil ich meine Mutter so behandle.

Noch einmal fühlte ich mich so. Als ich das letzte Mal mit ihr telefonierte.

Wir wussten, es ist wieder so weit. Simon würde am nächsten Morgen zu ihr fahren und sehen, was wir tun könnten. Vielleicht würden wir nach all den Jahren diesmal doch zum Schluss kommen, dass sie wieder in eine psychiatrische Klinik müsste, mit ihr reden, sie überzeugen, entgegen unserer Überzeugung, weil wir alle wissen, dass wir sie nicht rund um die Uhr tagelang, vielleicht wochenlang betreuen können. Wir wissen, dass jeden von uns schon ein halber Tag, ein Tag an den Rand der Erschöpfung bringt; wenn man bei ihr ist, muss man sehr viel Geduld haben und doch von einer Sekunde auf die andere reagieren können. An Schlaf ist da nicht zu denken. Ein andauernder Ausnahmezustand.

So kann es nicht weitergehen, sagte ich ihr.

Ich meinte ihren Zustand, ich meinte die ständig wiederkehrende Unsicherheit und Gefahr, die Aussichtslosigkeit, die Hoffnungslosigkeit, ich meinte den starken Husten, den sie seit Wochen nicht auskuriert hatte.

Ich sagte etwas und sie sagte etwas, doch nichts passte zusammen. Wir redeten aneinander vorbei. Jeglicher Faden, dem entlang wir uns hätten verständigen können, verlor sich im Dickicht ihrer losen, halben Sätze, Gewächse, die in alle Richtungen wucherten. Zufällige Funkzeichen verschiedener Frequenzen. Sie war da, am Telefon, hörte mich sprechen, erwiderte etwas, doch gleichzeitig war sie weit weg mit ihren Gedanken.

Es muss etwas geschehen, dachte ich, es muss etwas geschehen.

Am nächsten Morgen war sie tot.

## Weiße Zettel

*Auf der Mauer, auf der Lauer*
*sitzt 'ne kleine Wanz –*

Mein Poesiealbum, das mir während des Räumens ihrer Wohnung in die Hände fällt, ist nicht bis zur letzten Seite gefüllt. Doch auf dem hinteren Vorsatzblatt entdecke ich noch einen Eintrag. Er stammt von meinem Stiefvater. Ich bin erstaunt, dass ich ihn damals bat, in mein Album zu schreiben, doch schließlich erinnere ich mich, wie Mutter zu mir sagte: Du musst es ihm auch geben, das wäre lieb von dir.

Als er mir das Album zurückgab, ich darin blätterte und keinen Eintrag von ihm fand, dachte ich, er habe gar nichts hineingeschrieben, und fühlte mich ertappt. Noch einmal fing ich von vorne zu blättern an, fand wieder nichts. Schließlich zeigte ich Mutter das Buch und sagte: Er hat gar nichts hineingeschrieben. Auch sie blätterte langsam die Seiten durch, entdeckte dann aber zuhinterst im Buch die Seite. Er hatte nicht selbst etwas gezeichnet, sondern eine Postkarte hineingeklebt, die einen Wald zeigt und darin Tiere, alles seltsam verzerrt. Darunter ein Stück Papier mit dem gedruckten Spruch: *Die Phantasie ward auserkoren zu öffnen uns die reiche Wunderwelt.* Durch die Rückseite des Papiervierecks schimmerte die untere Hälfte einer Zahl, weshalb klar war, dass es von dem kleinen Abreißkalender stammte. Der hing in der Küche, und der Stiefvater hatte meinen Brüdern und mir eingeschärft, dass wir kein Recht hätten, Blätter von ihm abzurupfen. Er wollte nicht, dass sein Kalender vielleicht einmal ein falsches Datum anzeigen würde. Rechts neben das abgeschnittene, zwei Tage alte Kalenderblatt und unter die Kunstkarte schrieb er seinen Namen und das Datum seines Eintrags. Das war alles. Ich war enttäuscht, doch ich versuchte mir vor Mutter nichts anmerken zu lassen. Ich bin allerdings fast sicher, dass sie es trotzdem gemerkt hat.

Heute spüre ich in dem Spruch, den er gewählt hat, der Art seines Eintrags in mein Album seine Unsicherheit. Denn er bewunderte, aber noch viel mehr fürchtete er die Phantasie, ihre Wunderwelt erschien ihm eher wie eine Büchse der Pandora, manifestiert im ständigen Hochspannungsfeld unserer Mutter. Sie war die Verausgabende, die aus wenig immer Neues schuf, bis ihre Kraft verbrannt war; er hingegen sammelte, hortete, überwachte, in meinen Augen war das die Bestätigung des Immergleichen. Schnurenden, zu kurz zum Gebrauch, scherzte Mutter, wenn sie sah, was er alles im Keller und in der Wohnung ansammelte, in säuberlich beschrifteten Kisten und Schachteln und Behältern, sorgfältig gestapelt, die Gegenwart ihres Lebens als Paar in seinen vier Wänden zunehmend beengend. Ferientage, die er mit der Kamera vor seinen Augen verbrachte, bereitete er akribisch nach, indem er die Dias in einem Turm von Plastikkästen nach einzelnen Sujets ordnete. Drei Tage in Venedig wurden zu sieben Mal die Seufzerbrücke, zehn Mal der Markusplatz aus verschiedenen Perspektiven, der Dogenpalast, frontal aufgenommen, die Gondeln auf den Kanälen, die farbigen Häuschen auf der Insel Burano, Großaufnahmen der Glasfiguren von Murano, alles wie in den Tourismusprospekten. Solche Diaserien präsentierte er in sich stundenlang hinziehenden Vorträgen, zuerst uns, die jedes Foto bewerten mussten, mit der Note 1 (erste Wahl), 2 oder 3, später den geladenen Gästen, denen er Auswahl 1 vom großen Dia-Karussell-Projektor präsentierte und anschließend fragte, ob sie nicht vielleicht auch Auswahl 2 sehen wollten. Ich beobachtete die Freunde, Bekannten oder Verwandten heimlich: Wie lange fanden sie es noch interessant? Nach dem fünfzigsten Bild nahm ihre Konzentration meist merklich ab, ging es gegen das hundertste Bild, hatte jeder im abgedunkelten Raum schon mindestens einmal heimlich gegähnt.

Was hält unsere Mutter bei diesem Mann, habe ich mich oft gefragt. Ich glaube, es war seine Verlässlichkeit, seine Langweiligkeit, seine Biederkeit. Während sie immer zweifelte und verzweifelte, war er sicher, das richtige Leben zu führen. Er überraschte sie nicht, und er unterstützte sie, wenn es in seinen Möglichkeiten lag. Sein gemächlicher, unaufgeregter Lebensrhythmus gab ihr in ihrer Unruhe, in ihrer Getriebenheit einen Halt. Sein materialistischer Charakter schuf manchmal einen Boden, wo sie ihn unter ihren Füßen zu verlieren drohte. Aber seine Rigorosität, seine Statusorientiertheit, seine Humorlosigkeit stellten infrage, was sie als Person ausmachte.

Der automatische Wecker neben Mutters Bett ist ausgeschaltet, doch plötzlich fängt er an zu fiepen; die Off-Taste ist zwar heruntergedrückt, aber offensichtlich leicht lose. Ich schalte ihn wieder aus, aber während ich Mutters Büchergestell durchsehe, fängt er wieder an zu tönen, schon etwas langsamer, beinahe wimmernd. Ich lege ihn unter Mutters Bettdecke, um ihn nicht mehr hören zu müssen, doch als er wieder losgeht, hole ich ihn mit klopfendem Herzen hervor, zögere kurz, öffne die Klappe an seinem Rücken, entferne die Batterien. Jetzt liegt er da wie ein ausgeweidetes Tier.

Mutter hätte wahrscheinlich gesagt, wir nähmen nicht alle Dinge mit, die für sie wesentlich gewesen seien. Jeder von uns hat einmal den alten Kaffeefilter aus Porzellan mit dem abgeschlagenen Griff in der Hand, stellt ihn dann aber wieder umgedreht, wie wir ihn vorgefunden haben, auf das Abtropfgitter.

Weiße, quadratische Zettel rutschen aus ihrem Italienisch-Duden, als ich ihn vom Regal nehme. Ein Jahr vor ihrem Tod hat sie angefangen, Lektionen zu besuchen. Es störte sie, dass sie sich nicht genügend gut auf Italienisch verständigen konnte, wenn sie in der Toskana oder im Tessin war, um mit einer Kursgruppe zu malen oder zu zeichnen. In einer großen Kartonmappe brachte sie Bilder von alten Häusern, Kirchen, Dorfbewohnern zurück in ihre Wohnung. Sie hatte einen schnellen, unruhigen Strich, sie malte sich verausgabend; *à fonds perdu*, wie es ihr entsprach. Und immer wieder versuchte sie Wasser zu malen: einen Fluss, einen Bach, einen See, mit der Spiegelung des Lichts und der Ahnung einer unbestimmten Tiefe, doch ihrer Meinung nach gelang ihr das nie; wer Wasser malen kann, meinte sie, ist wirklich ein Künstler.

Die Zettel segeln langsam schaukelnd in Richtung Parkettboden, wo sie mit einem kurzen, kratzenden Geräusch landen. Notizen, denke ich, wahrscheinlich zu italienischen Wörtern; Zettel wie für einen Lernkasten, eine beliebte Methode, sich den Wortschatz einer fremden Sprache einzuprägen. Deckt man die eine Kolonne auf einer Buchseite ab, beginnt man gerne zu schummeln. Und man merkt sich die Position auf der Seite, aber nicht wirklich das fremde Wort, sagte sie mir. Mit Zetteln könne man sich beim Lernen einer fremden Sprache nicht selbst betrügen. Auf die eine Seite der Zettel schreibt man das deutsche Wort, auf die Kehrseite die Entsprechung in der zu erlernenden Sprache. So scheint die Welt eindeutig und klar: Ein Wort für ein Wort. Richtig oder falsch. Eine überschaubare Welt.

Ich bücke mich, um die Zettel vom Boden aufzuheben. Der eine liegt mit der Schrift nach oben. Es sind kleine Buchstaben, eine Mischform zwischen Druckbuchstaben und verbundener Schrift, schnörkellos schlicht, weich und doch mit einem trotzigen Ausdruck. Ich kenne diese Schrift. Von anderen

Zetteln, von Briefen, Bemerkungen in Büchern. Notizen, die sie am Textrand anbrachte oder quer über die Seiten schrieb. Zornige Notizen, die scheinbar zufällig ihren Weg auf eine bestimmte Seite eines Kunstbuches oder eines Romans gefunden hatten. Gerade, einzeln gesetzte Buchstaben, die drohten auseinanderzufallen, aus den Fugen zu geraten. Früher aus einem harmonischen Schwung, später immer mehr gestemmt, eckig, dann verwackelt, unsicher tastend. Mir wird kurz schwarz vor den Augen, als ich mich schnell aufrichte, die drei Zettel in den Händen. Ich entziffere den obersten.

Natelrürckruf

Nur nicht zuru

Ich habe eine kleine
Wanze in meinem Zimmer
mir nicht sicher ob ich
nicht nicht Fieber

Die Wörter sind alle mit blauer Farbe geschrieben – vielleicht geschrieben mit dem nur rund neun Zentimeter langen, dünnen, silbrigen Kugelschreiber, den sie in ihrer Handtasche immer bei sich hatte. Er sah aus wie die kleinen Stifte, die Tagebüchern oder Notizbüchern in einer Lederlasche beigefügt sind, damit man immer etwas zu schreiben hat. Es ist zweifellos ihre Schrift, wenn auch so krakelig hingezittert, dass ich sie zuerst nicht sicher als die ihre erkenne. Die Buchstaben zucken vor meinen Augen, krabbeln über das Blatt. Auch der zweite Zettel – er muss ebenfalls von dem Notizzettelwürfel, der neben ihrem Telefon steht, stammen – ist beschrieben:

nund nachher Fieber
habe + ich eine
schwangere Frau
gelernt habe

es geht
nicht gut mir nicht
Mir geht es auch nicht

Ich halte mich an den Stützen des Büchergestells, bemerke erst jetzt, dass meine Hände nass und klamm geworden sind. Ich wische sie am Hosenstoff trocken. Mir ist kalt. Die erste Nacht, nachdem sie plötzlich gestorben war, das Gefühl, in die Schwärze zu stürzen.

Auf dem dritten Zettel steht:

Ich habe zu Hause
eine kleine Wanze
es gibt giftige
ungiftige, weiss man
ob gross oder klein

Die hintere Seite dieses Zettels ist ebenfalls beschrieben:

TÜREN UND
FENSTER IN DER
NACHT offen halten, bitte

Unter diesen drei Zeilen, die nach rechts etwas abfallen, hat sie ihren Namen angefügt wie auf einem Kuvert, wenn man einen an sich selbst adressierten Brief einer Sendung für eine Antwort beilegt, auf zwei weitere Zeilen verteilt der Name ihrer Straße, die Hausnummer und darunter der Wohnort. Doch sie wusste nicht mehr sicher, wie ihr Name zu schreiben war: Zwischen die Buchstaben drückte sie mit zittriger Schrift andere Buchstaben, es ist unklar, welche als gestrichen gelten, die Varianten stehen alle nebeneinander da, heben sich gegenseitig auf.

Alle Zeilen, die sie geschrieben hat, sind kurz, und dies ist nicht nur dem spärlichen Platz der quadratischen Papierform geschuldet; die Zeilen reichen nur bis knapp über die Mitte des Blattes. Wie Notizen, Entwürfe zu einem Gedicht, denke ich und schüttle bereits den Kopf über meine Deutungsversuche. Macht es einen Sinn, die Frage zu stellen, warum sie diese Gedanken aufgeschrieben hat? Ist nicht alles, was ich mir dazu denken kann, außerhalb der Logik, der Welt, in der sie gelebt hat? Die Zettel können Hilferufe sein, eine letzte Mitteilung, eine Art

Vermächtnis, vielleicht aber einfach eine Technik, ihre Gedanken zu ordnen, in eine Abfolge zu bringen, ein verzweifelter Akt der Selbstvergewisserung. Als hätte das Sprechen, bei dem ihr die Gedanken durcheinandergerieten, nicht mehr gereicht. Ein Zettel sollte sie an etwas erinnern: Türen und Fenster müssen offen gelassen werden. Ich kann aus ihren Notizen eine Gedankenkette bilden, die ich so interpretiere: Sie hat eine Wanze, eine *kleine* Wanze nur, in ihrem Zimmer entdeckt, doch eine Wanze kommt selten allein, eine kleine Wanze, die sie vielleicht gestochen hat, jedenfalls fühlte sie sich fiebrig und dachte, die Ursache dafür sei der Insektenstich. Und als sie einer schwangeren Frau begegnete, befürchtete sie, dass sie sie angesteckt hätte. Vielleicht sollten Türen und Fenster offen gelassen werden, weil sie so viel von dem Insektizid zur Bekämpfung der Wanzen in ihrer Wohnung verteilt hatte, dass sie befürchtete, dass die Luft in der Wohnung giftig geworden war.

Mutter betonte oft, als wie unheimlich sie *Rosemary's Baby* von Roman Polanski erlebte. Die schwangere Frau, die überzeugt ist, ein vom Teufel gezeugtes Kind in sich zu tragen, die seltsamen Nachbarn. John Lennon sei vor dem Haus, in dem die meisten Filmszenen gedreht wurden, erschossen worden. Auch wenn Mutter die ganze Handlung des Films nie erzählte, so spukten doch immer neue Varianten der Geschichte in meiner Vorstellung herum und erzeugten eine diffuse Angst, dass von innen her, im eigenen

Körper, etwas entstehen und wachsen kann, was man nicht kontrollieren kann. Eine schwarze Spinne, ein Alien, eine mutierte Fliege, ein Satanskind.

Doch vielleicht entspringen alle meine Versuche, einen Sinn in die Notizen zu lesen, nur dem Bedürfnis, eine Ordnung zu schaffen, eine logische Abfolge von Ereignissen, wo es keinen Halt mehr gibt. Ein Gestammel, das wir zurückbinden möchten zu etwas, was wir nachvollziehen können. Aus Angst vor toten Buchstaben, vor Bedeutungsleere und Sinnlosigkeit. Und doch verwendete sie wiedererkennbare Wörter, sie schälte sie aus der Verwirrung heraus, aus dem Vagieren der Buchstaben, es gelang ihr, das Gekrabbel so weit zu bändigen, dass sie diese Zeilen festhalten konnte. Sie schrieb eine Fremdsprache, sie übersetzte, suchte nach Ähnlichkeiten, so kommt es mir vor; und das muss eine große Anstrengung für sie gewesen sein.

## Annäherungsversuche I

Nachdem jener tote Vogel in Mutters Kiste aufgetaucht war, nahm ich nur die VHS-Kassette an mich und verschloss die Bananenschachtel wieder. An meinem neuen Wohnort stellte ich sie ungeöffnet in das Estrichabteil. Erst Jahre später wagte ich, noch immer mit einem Gefühl der Beklemmung, die Kiste wieder herunterzuholen und mir den Inhalt Stück für Stück genau anzusehen. Unter Zeichnungsblättern, Heften und Schularbeiten, Leselernunterlagen für Schüler, die Mutter unterrichtete, lag darin auch ein schmaler Ordner, sein Rücken nur mit dem Wort *ANGST* in Großbuchstaben beschriftet. Aber kein Angsttagebuch, wie ich vermutete, sondern eine Seminararbeit, die sie verfasst hatte, als sie zwanzig Jahre alt war und das Lehrerinnenseminar besuchte. Der Inhalt in sechs Punkte aufgeteilt, ein historischer Überblick von Theorien vor Freud, Behaviorismus von John B. Watson, Freud und Otto Rank, über Marguerite Loosli-Usteri bis zur, damals, 1958, „modernen Medizin“ mit Rudolf Brun. Das erste Kapitel aber ist mit *Persönliche Angsterlebnisse* überschrieben. Die junge Frau, die Mutter damals war, noch keine Mutter, schreibt:

Man vergisst so oft – man ist geradezu bestrebt zu vergessen –, wie sehr unangenehm gewisse Kindheitserinnerungen sind. Dunkle Bilder in der Erinnerung möchte man nicht gerne wahrhaben, und wenn es sich im Besonderen um Kinderängste handelt, die normal überbrückt worden sind, von denen man „gesundet" ist und umso mehr gefeit gegen angsteinflössende Objekte, dann versteht man dieses Bestreben gut, vergangene, unruhige Eindrücke auszutilgen. Wenn man sich aber erzieherisch betätigt, wenn man beruflich mit jungen Menschen arbeitet, so ist eine der Voraussetzungen, die man mitbringen sollte, ein starker Wille zur Auseinandersetzung mit der eigenen vergangenen Kinderzeit. Daraus wächst zu einem grossen Teil das Verständnis für das kindliche Empfinden.

Mutter hat sich nie gerne an ihre Kindheit erinnert; nur damals, nachdem ihre Eltern innerhalb eines Tages gestorben waren, im selben Krankenhaus, die Mutter an Krebs, der Vater letztlich an einem Kreislaufzusammenbruch, da war ein Bann gebrochen, und sie konnte nicht mehr mit dem Erzählen aufhören, redete sich wund, weniger in Trauer, so schien es mir – ich habe auch nie gehört, dass sie einen der beiden vermisste –, als in Wut; endlich durfte sie alles aussprechen, was sie dachte. Vorher versuchte sie das Unangenehme „auszutilgen", vielleicht glaubte sie auch, sie sei davon „gesundet", habe die Jahre „normal überbrückt". Wir sind „geradezu bestrebt zu vergessen" … Überwundene Gefahren machen nicht unbedingt stärker, unverwundbarer, „gefeiter", die Feen lassen oft auf sich warten, das habe ich bei Mutter gesehen. Manchmal hilft es nur bedingt, sich selbst beobachten zu können und über sich selbst zu reflektieren. Für die Arbeit mit Kindern, auf die sie sich als Zwanzigjährige vorbereitete, war die Methode zweckmäßig, doch die Erinnerung, der Gang zurück in die eigene Kindheit war für meine Mutter wie einer in die Unterwelt, bei dem man nicht sicher sein kann, dass man unbeschadet oder überhaupt zurückkehrt.

Ich muss vorausschicken, dass ich das erstgeborene Kind sehr ängstlicher Eltern bin. Als ich vier Jahre zählte, kam ein Schwesterlein zur Welt. Dadurch wurde ich ein wenig freier und selbständiger. Von sehr vielen Verwandten wird mir heute die Verwöhnung und Überbehütung geschildert, die ich in meinen ersten vier Lebensjahren erfahren haben soll. Meine Erinnerungen an die Kinderängste setzen ein zu der Zeit, als ich in den Kindergarten ging. Ich war sehr unsicher und gehemmt meinen Kamerädlein gegenüber. Vor allem hatte ich eine ungeheure Gespensterangst. Ich fürchtete mich unter anderem vor dem Bölimann, der meines Wissens hinter den Hecken des Parks hauste und mich nie auf der linken Strassenseite, der Hecke entlang, gehen liess. Ich fürchtete die schrecklichen Gesichter auf dem Estrich hinter den Bretterverschlägen und die Gasmasken im Luftschutzkeller. Ich klebte in Bilderbüchern Seiten zusammen, weil ich die Bilder nicht mehr ansehen konnte, und ich zwang mich, sie wieder zu öffnen und anzusehen: ich spielte mit der Angst. Viel schlimmer als diese Angst vor realen Dingen war meine Angst vor „bösen Gedanken", die mich unheimlich lange verfolgte. Ich fürchtete meine bösen Gedanken, weil ich Angst hatte, sie könnten wahr werden, und weil ich mich ganz prinzipiell schämte, solch schlimme Gedanken zu haben. Die Tatsache aber, dass das, was ich mir ausheckte, passieren könnte, reizte mich wiederum, Böses zu denken, um die Folgen zu sehen. Es war ein Kreis, in dem ich lebte, und ich hatte oft grosse Angst. Das Schlimmste, was ich mir vorstellen konnte, war das Sterben von Vater oder Mutter. So kam ich auf den schlimmsten, meist gefürchteten Gedanken: den Wunsch, Vater oder Mutter möchten sterben. Ich lag abends vor dem Einschlafen im Bett und kämpfte mit mir: „Du darfst nichts Böses denken, du wirst bestraft dafür, es wird passieren." Ich wiederholte diese Sätze ohne Unterlass, um nichts anderes denken zu müssen. Schliesslich drängte sich mir doch wieder dieser Wunsch auf und ich heulte vor Angst. Erzählen konnte ich es niemandem, weil ich nicht ausgelacht werden wollte. Ich strafte mich selbst; ich klemmte meinen Finger in der Schublade ein, ich biss mich in den Arm, bis die Stelle blutunterlaufen war. Es mag seltsam klingen, wenn ich zugebe, dass ich das Lied „Die Gedanken sind frei – wer kann sie erraten" jedesmal mit tiefer Inbrunst sang.

Es war mein Vater, der die Autorität zu Hause vertrat. Respekt vor erwachsenen Personen und eine ausserordentlich strenge Unterscheidung in das, was richtig oder falsch war, waren die zwei erzieherischen Grundsätze, die dominierten. Ich fürchtete meine Primarschullehrerin wie ich meinen Vater zu Hause fürchtete, und vor allem hatte ich Angst davor, bestraft zu werden. Ich kann mich noch gut erinnern an die Scham und Angst, die ich empfand, als ich zum ersten (und letzten!) Mal in der Schule an die Wand gestellt wurde. Damals glaubte ich, die Welt würde untergehen und die Lehrerin würde nie mehr gut zu mir sein. Angst und übermässiger Respekt vor Erwachsenen liessen mich noch lange im Gymnasium eine stille, gehemmte Schülerin sein. Schliesslich empfand ich es als eine ausserordentlich mutige Tat, eine Strafe hinzunehmen und abzusitzen. Es mag merkwürdig klingen: zu einer gewissen Zeit war ich geradezu stolz, eine Strafe zu erhalten. Ich bewunderte besonders im Gymnasium meine Kameradinnen, die ohne weiteres über die Lehrer verhandelten und gewisse Ansichten der Lehrer in Zweifel zogen. Mir schien ein solcher Zweifel nicht erlaubt. Erst langsam – und sehr spät – kam es mir richtig zum Bewusstsein, dass erwachsene Personen ebenfalls Fehler begehen können und dass nicht alle Ansichten, die ein erwachsener Mensch vertritt, richtig oder gar gerecht sein können.

Der Kreis, in dem sie lebte, ich habe ihn erlebt, es gab ihn immer noch. Manchmal konnte man einen Moment lang etwas festhalten, dann wirbelte alles wieder durcheinander, veränderte seine Form und seine Bedeutung. Das pädagogische Vokabular zwecks Erziehung künftiger Generationen, der Traum vom Triumph der Reflexion über das Unbewusste, die Erforschung der blinden Flecken auf der Landkarte – die Illusion einer totalen Aufklärung, zum Preis der Selbstdisziplinierung. Mutter musste sich selbst zum beobachteten Objekt machen, sie übernahm gelehrig die Begriffe, um zu behaupten, dass sie ihre Ängste im Griff habe. Hinter ihr die lange Geschichte der Psychiatrie, von der Fremd- zur Selbstüberwachung, von der Ausgrenzung des Störenden, Undisziplinierten, Unbewussten zur Selbstaufklärung, von den Irrenhäusern für Verrückte und Zuchthäusler, den körperlichen Misshandlungen, chirurgischen Eingriffen bis zu den sedierten, von Scham gebeugten und aufgrund ihrer Selbstanalyse zerknirschten Patienten. Ich denke an Mutters Auflehnung gegen Autoritäten, mit allem, was sie war, es war ein zäher und mutiger Widerstand und doch meist ein eher stiller, einsamer. Sie hatte früh geheiratet, war Mutter von drei Kindern geworden, für die sie nach wenigen Jahren allein sorgen musste. Sie ließ uns nicht im Stich, nahm sich die kleinen Freiheiten, die möglich waren, ohne dass für uns alles zusammenbrach. Doch ihre Kraft verbrauchte sich immer mehr, nicht zuletzt, weil sie sie gegen sich selbst richtete.

Ihre Beziehungen zu Männern waren oft kein Weiterkommen, eine Bewegung hin zu größerer Freiheit und Entfaltung für sie, sondern Einschränkung und Verzicht; sie erhob kaum Ansprüche, ihre Begabungen ordnete sie dem Prinzip der Zweckdienlichkeit unter; sie versuchte die Erwartungen ihrer Ehemänner zu erfüllen und mit dem Raum, der ihr blieb, zurechtzukommen. Wenn das schiefging, war ihre Reaktion, den Fehler bei sich zu suchen und ihr Verhalten entsprechend anzupassen. So wurde daraus Zumutung und Demütigung. Mutter liebte die Melodie von Gelsomina aus *La Strada*, sie summte sie, wenn sie sich in einer leichteren Stimmung befand, in der helle Melancholie und Galgenhumor changierten. Und in meiner Vorstellung ist sie es bis heute, die singt: *Du verlangtest alles, Johnny. Ich gab dir mehr, Johnny. Nimm die Pfeife aus dem Maul, du Hund … Surabaya-Johnny, warum bist du so roh? – Eine Frau machtvoll allein* warb der Trailer von Handkes Films *Die linkshändige Frau*. Doch der Film erzählt eine andere Geschichte. Der Mann, gespielt von einem jungen Bruno Ganz, sagt: Du und dein neues Leben. Ich hab noch nie eine Frau gesehen, die auf Dauer ihr Leben geändert hat. Und: Ein paar Elektroschocks würden dich wieder zur Vernunft bringen. Das Leben der *linkshändigen Frau* mit dem Kind allein wird kein Aufbruch, sondern mündet in eine deprimierende Enge.

Nachdem ihr zweiter Mann tot war, fühlte sich Mutter einsam. Sie vertraute mir an, sie vermisse ihn doch sehr, seine täglichen Angewohnheiten, vor allem seinen Ho-o-Ruf, mit dem er immer sein Nachhausekommen angekündigt habe und das sie doch immer ein wenig albern gefunden habe. Dann aber sagte sie auch, er habe einfach zu viel gesammelt, und sie sei froh, in ihrer eigenen Wohnung nun Platz und Luft zu haben. Sie sprach sich selbst Mut zu und ich spürte, sie wollte sich und mir das Gefühl vermitteln, sie nehme ihr neues Leben in die Hand.

Nach einem Jahr suchte Mutter noch einmal einen Mann. Sie erzählte mir, sie habe sich überwunden und in einer Agentur eine Kontaktanzeige aufgegeben; das im Internet zu tun, lerne sie nicht mehr. Dann traf sie sich mit einem, mit einem zweiten und war enttäuscht, doch sie gab sich stets selbst die Schuld. Sie habe zu wenig von sich erzählt, sie habe zu viel von sich geredet, der habe sich nicht wieder gemeldet, und der Letzte werde das wohl auch nicht; sie sei sich nicht sicher, ob der überhaupt zu ihr passe. Als sie mir von ihm erzählte, dachte ich, nein, er passt wirklich überhaupt nicht zu ihr. Dann fragte sie mich verschämt über Kondome aus, wegen der Gefahr, dass sie sich mit Aids infizieren könnte. Er möchte gern, sagte sie; und du?, wollte ich wissen, sie hob hilflos die Schultern, ein unsicheres Lächeln. Ich verspürte den Impuls, sie in allem zu begleiten, was sie tat, um zu verhindern, dass sie verletzt würde; sie war das Kind und ich die Mutter – aber ich konnte sie nicht beschützen, sosehr ich das auch gewollt hätte.

Ich bin nicht mehr jung, ich bin nicht mehr schön, sagte sie. Ich versuchte das Gegenteil zu beweisen, ich redete ihr zu, sagte ihr, sie könne doch einen Mann kennenlernen, ohne sich gleich zu etwas verpflichtet zu fühlen. Meinst du?, fragte sie. Sie fiel immer mehr in sich zusammen, als hätte sie nie Selbstvertrauen gehabt. Und das mitzuerleben, war schmerzhafter als die gespenstische Augenlosigkeit ihres Gesichts mit der dunklen Sonnenbrille, ihre erstarrten Lippen in tiefer Depression, ihre raue, schrille Stimme in der Manie.

Das Unerträglichste für mich war, dass sie sich so wenig zutraute und ich meist nur zusehen konnte. Sie war wie ein Käfer, der auf ein Blatt zu klettern versucht, aber immer wieder abrutscht. Und mit jedem Abrutschen war sie mehr davon überzeugt, dass ihr nichts anderes zustand als das letztliche Scheitern. Dass sie irgendwann, nach vielen Versuchen, erschöpft neben dem Blatt verenden würde, auf dem Rücken liegend. Meine Ermutigungen waren für sie peinlich, wenn sie sich bewusst wurde, dass sie sich in die Lage gebracht hatte, den Zuspruch ihrer Tochter herauszufordern. So lernte ich, Stärkung und Trost so unauffällig einzubringen, dass sie sich nicht gedemütigt fühlen musste. Und ich hoffte noch lange, dass ihre Tatkraft, die beherzte Entschlossenheit ihres Handgelenk-mal-Pi sich eines Tages wieder erheben würden, genauso unerklärlich wie ihre Niedergeschlagenheit oder ihre ruinöse Euphorie einmal Einzug genommen hatten.

## Annäherungsversuche II

Der Telefonhörer liegt neben dem Apparat, eine gekappte Nabelschnur. In der Wohnung brennen die Glühbirnen, alle Fenster stehen offen.

Mutter lag auf dem Rücken, die Füße unter dem kleinen Küchentisch ausgestreckt, Kopf in Richtung Herd, die Hände mit den Innenflächen nach oben. Ihre braunen Augen zur Küchendecke gerichtet, verlorene Blicke, die Netzhaut beleuchtet, aber taub. Endlich Empfindungslosigkeit?

Sie trug ihren Mantel, bereit, nach draußen zu gehen. Ihre Hände mit den dicken, blauen Adernetzen, Farbschattengewächse, in denen ich meinte, das Blut pulsieren zu sehen, die Fingernägel immer schmerzhaft kurz mit einer gerade in der Nähe liegenden Haushaltsschere geschnitten, eingetrocknete Risse an den Kuppen, Pigmentflecken, Hornhaut, Schrunden, Schwielen. Diese Hände haben gekocht, gewaschen, genäht, sie streichelten Kinderköpfe, trugen Einkaufstaschen, ergriffen Pinsel, hielten Steuerräder und Telefonhörer, Kaffeetassen und Medikamentenschachteln. Die Hände einer Arbeiterin, die sich für nichts zu gut war. Und immer öfter schrieben sie kleine, voneinander abgesetzte Buchstaben, die ihr Gleichgewicht verloren und wie Krümel haltlos über die Fläche glitten.

Simon fand unsere Mutter, als er an jenem Morgen zu ihr kam. Bläschen hatten sich an ihren Mundwinkeln gebildet, er meinte, sie lebe noch, und rief die Ambulanz. Doch die Sanitäter fragten ungehalten: Warum hat man uns gerufen? Sie ist tot. Ein Arzt, Polizisten standen in der kleinen Küche um Mutter herum und inspizierten sie, die behandelnde Psychiaterin eilte herbei. Als sie sie mitnahmen, war ihr Körper schon leichenstarr. Ihr hellvioletter Wollmantel – Mutters duftender Zaubermantel meiner Kindheit, Stoff der Zuflucht und Geborgenheit – musste der Länge nach aufgeschnitten werden. Er blieb auf dem Küchenboden zurück wie eine abgelegte Haut.

Ein mutierter Virus, von der Lunge ins Herz gewandert. Unbemerkt. Hat die akute Arrhythmie einmal eingesetzt, das heftige Kammerflimmern, ist es zu spät. Sie erstickte am erbrochenen Frühstück, im bewusstlosen Zustand. Das jedenfalls ist der ärztliche Befund.

Sie starb am frühen Morgen, zwischen sechs und sieben Uhr. Die Nachbarn, die über ihr wohnten, waren die Letzten, die sie lebend sahen, denn sie hatte bei ihnen am Abend zuvor geklingelt, um zu fragen, ob es in ihrer Wohnung Wanzen, gäbe. Sie sei seltsam gewesen, ja, sie hätten sich schon gewundert.

Monate nach der Beerdigung rufe ich Mutters Psychiaterin an. Sie hat mir geschrieben, wenn ich einmal mit ihr reden wolle, solle ich mich einfach melden. Ich sitze also im Wartezimmer ihrer Praxis und warte mehr als eine Stunde und weiß immer weniger, was ich sie fragen soll. Endlich hat sie Zeit, die Türe öffnet sich, ich sehe zum ersten Mal die Frau, von der Mutter immer wieder erzählt hat, und manchmal kamen mir dabei Zweifel, ob sie eine fähige Psychiaterin war, weil Mutter sich, immer zurückhaltend zwar, aber doch deutlich genug, beklagte; vielleicht möchtest du eine weitere Meinung einholen?, fragte ich Mutter dann, doch das tat sie nie, sie fühlte sich ihrer langjährigen Psychiaterin verpflichtet, und ich wusste nie genau, wie viel Unbehagen aus der Dynamik von Übertragung und Gegenübertragung resultierte und wie viel vielleicht tatsächlich falsche Behandlung war.

Mir fällt die rauchige, verdeckte Stimme der Frau auf, das fast asthmatische Atmen, ihre knappen Bewegungen. In meiner Erinnerung trägt sie eine große, leicht getönte Brille, durch die sie mich streng ansieht, nachdem ich mich, wie geheißen, ihr gegenüber auf den Stuhl gesetzt habe, während sie hinter ihrem Schreibtisch Platz genommen hat. Eine Situation wie in einem Amt, *bitte, Sie wünschen, was kann ich für Sie tun?* Ich bitte sie, über Mutter zu sprechen, aus ihrer Sicht. Was sie gesagt hat, liegt hinter einem dichten Schleier. Ich weiß nur noch einen Satz: Wenn Sie bei ihr gewesen wären, wäre sie nicht gestorben.

Wie betäubt steige ich in meinen Wagen, lenke ihn auf die Autobahn. Bei 120 Stundenkilometern überkommt es mich plötzlich, der Schmerz spaltet mir das

Gesicht, ich schreie, schreie, dann fühle ich nichts mehr, in der nächsten Kurve geradeaus zu fahren, das ist ganz einfach, hinter der Leitplanke, hinter dem Betonpfeiler weitet sich eine Furt, die mich anzieht, nichts kann mir mehr etwas anhaben, ich werde keinen Aufprall spüren, die Kurve kommt

jetzt!

jetzt –

jetzt …

Doch die Vernunft siegt. Ich könnte die anderen „Verkehrsteilnehmer" gefährden.

Es ist nicht wahr, denke ich, es ist nicht wahr, der Gerichtsmediziner hat etwas anderes gesagt. Und ich glaube ihm mehr als ihr, denn er hatte nichts zu verlieren. Erst nach einer Stunde kommt die Wut, die Verachtung.

Ging Mutter durch die Straßen, meinte sie, Fahrradfahrer durch ihr Verhalten ins Schleudern und zu Fall gebracht zu haben; was ich als Kind aus ihren Bemerkungen erfuhr, war nur die Spitze eines Eisbergs. Wenn sie Auto fuhr, befürchtete sie, sie könnte auf der Straße für andere lebensgefährlich werden; sie meinte nicht nur, einen Fahrradfahrer an- oder umgefahren oder einen Fußgänger überfahren zu haben, sondern sie musste sich auch vorstellen, die Achse ihres Wagens breche in der Mitte auseinander und der hintere Teil schlage mit der Wucht hoher Geschwindigkeit in die Front des Autos hinter ihr ein. Ihre in Briefkästen geworfenen Briefe verwandelten sich in Sprengkörper. Und von ihr einmal berührte Lebensmittel mussten andere vergiften. So wurde Mutter zu einem Fallbeispiel in einem Buch ihres ersten Psychoanalytikers:

Als Beispiel nehme ich einen Analysanden, der unter Wahnvorstellungen litt. Er hatte Angst, es löse sich beim Autofahren ein Teil seines Wagens ab und verursache beim nächstfolgenden Wagen einen schweren Unfall. Die Ängste griffen auf viele seiner Tätigkeiten über. Wenn er beispielsweise in einem Supermarkt ein Eis aus der Kühltruhe griff und bemerkte, dass er Mokka- statt, wie er wollte, Himbeereis gewählt hatte, wagte er kaum, das Mokkaeis zurückzulegen und das Himbeereis zu nehmen, denn ihn quälte die Vorstellung, dass Keime, die an seiner Hand hafteten, in die Eistruhe gelangen und alle Eisportionen kontaminieren könnten, so dass spätere Käufer solcher Eiscremes erkranken müssten.

In den Psychologiebüchern, die ich als Kind und Jugendliche las, dienten die dargelegten Fälle der Schilderung eines Problems, das kurz darauf aufgeklärt und geheilt werden konnte; es gab ein erlösendes Zauberwort, den passenden Schlüssel. Geschichten wie Märchen: Die Bedrohung wird erkannt und am Ende überwunden. Das giftige Apfelstück rutscht aus Schneewittchens Hals. Kalif Storch kann den Bann des Zauberpulvers brechen, indem er das erlösende Wort findet. Gerda reitet auf dem Rentier des

Räubermädchens nach Lappland und taut mit ihren Tränen Kais gefrorenes Herz auf. *Ach, wie gut, dass niemand weiß, dass ich Rumpelstilzchen heiß'*: Wenn man der Bedrohung einen Namen geben kann, wird sie unschädlich gemacht.

In romantischen Filmen ist es die Liebe, die sich als das einzig wirksame Mittel gegen psychische Krankheiten erweist: Der manisch-depressive Pat Solitano jr. in *Silver Linings Playbook*, der nach acht Monaten aus der Klinik entlassen wird, zeigt nach Kurzem wieder dieselben Symptome, er wird ausfällig, impulsiv, gewalttätig, versucht seine Frau zurückzugewinnen, die ihn nicht mehr in ihrer Nähe haben will; doch dann verliebt er sich in die autodestruktive Tiffany, und in der Schlussszene schmiegen sich die beiden glücklich aneinander, scheinbar restlos geheilt, beobachtet von selig lächelnden Eltern. Wilbur, der Tabletten schluckt, den Gasofen aufdreht, seine Schlagadern aufschneidet, sich am Strang zu erhängen versucht, will sich nicht mehr umbringen, nachdem er sich in Alice verliebt hat (aber dann tut es sein unheilbar kranker Bruder im Krankenhaus). Abgeschlossene Geschichten mit einer klaren Dramaturgie, mit klassischen Wendepunkten und Peripetie, ein – unzweifelhaft bang ersehntes, aber nicht glaubwürdiges – Happy End statt unabsehbarer Fortdauer einer letztlich nicht heilbaren Affektstörung. *Von Angesicht zu Angesicht* und *Wie in einem Spiegel* von Ingmar Bergman: Die Psychiaterin Isaksson übersteht ihre Krise, sie nimmt gefasst den Telefonhörer in die Hand, um anzukündigen, dass sie wieder arbeiten komme; aber die schizophrene Karin, der Gott als böse Spinne erschienen ist, wird nach einem Zusammenbruch wieder in die Klinik geflogen.

In Büchern über manische Depression ist fast ausschließlich von wiederkehrenden Zyklen die Rede: eine Odyssee, das Ende nicht ersichtlich – und wenn sie länger andauert, nimmt nicht nur ihre Stärke, sondern auch die Frequenz der Störungen zu. Zwar werden für das Phänomen immer neue Wörter kreiert, aber das Geheimnis bleibt bestehen. *Période maniaque, période mélancolique, folie circulaire, folie à double forme, Cyklothymie, manisch-depressives Irresein, manisch-depressive Psychose*, klinisch sauber klingt der Begriff *bipolare affektive Störung*; es gibt *bipolar II* und *bipolar I*, wobei *2* weniger stark abhebt als *1*: Bezeichnungen, die mich an die Typennummern der Apollo-Raumschiffe erinnern (Apollo 2: nie offiziell verwendet; Apollo 1: die geplante erste bemannte Mission, die Kommandokapsel durch Feuer zerstört). Mutters Verhalten und Reaktionen können in Codes und Zahlen wiedergegeben werden, alle Abstufungen von Phasen und analytischen Definitionen gemäß der *Internationalen statistischen Klassifikation der Krankheiten und verwandter Gesundheitsprobleme*, kurz *ICD*, eine Liste, die ursprünglich ein Todesursachenverzeichnis war: einachsig, monohierarchisch, gegliedert nach Kriterien und Symptomgruppen. Taxieren, klassifizieren, grafische Übersichten, um Ordnung zu schaffen, wo sonst das Chaos alles verschluckt. Ich suche die Diagnosecodes *ICD-10, G 1-4, F20.-, F31.6, F60*; *ICD-10, F38* heraus. Im *Manual of Mental Disorders DSM-IV, DSM-V.* Die Symptomgruppe *G2* lautet: *Gedankenlautwerden, Gedankeneingebung, Gedankenentzug, Gedankenausbreitung.*

Nie fehlt die Darstellung einer Kurve: eine mehr oder weniger anmutig gezeichnete Sinuskurve als Symbol für die Stimmungsschwankungen. Hohe und tiefe Ausschläge als Bilder für *Hypomanie, Manie, Depression* und *gemischte Episoden.* Das Kurvenfeld der Manie wird mit einem aggressiven Rot unterlegt, das der Depression mit kühlem Blau. Die Zeitachse erzählt einen Verlauf, das Auf und Ab einer Fieberkurve. Ein Koordinatensystem, welches das Gefühl von Orientierung in einem Raum vermittelt, der einer der Verlorenheit ist. Wie auf einem Segelboot mitten auf einem sturmgepeitschten Meer und nirgendwo ein Ufer in Sicht. In einem dichten Urwald, aus dem heraus man keinen Himmel sieht und keine Sonne, keinen Anhaltspunkt für die Richtung, die man einschlagen soll. Die Vorstellung des Pendelns um eine ideale Mittellinie ist eine Illusion; der Grauen erweckenden Vorstellung eines haltlosen Gleitens in einem Kontinuum, das als Abwechslung nur Schattierungsgrade bietet, hofft man zu entkommen, indem man Akzentuierungen und Drehpunkte erfindet. Eine Qual für den deterministischen Diagnosewillen sind die häufigen, manchmal lang andauernden *Mischzustände*. Und die Wahrscheinlichkeit eines Dramas mit letztlich gutem Ausgang schwindet von Jahr zu Jahr, der Reibungsverlust durch Rückfall nach Rückfall ist massiv, es bleiben dauerhafte Schäden. Spuren übermäßigen Verschleißes. *A fonds perdu.*

Der psychopathologische Katalog hält noch mehr Wörter bereit, die ich für mich übersetze:

*endogen*: im Innern erzeugt – letztlich unerklärliche Ursachen

*schizoaffektiv*: in der Bewegung hin zur Schizophrenie; Wahn oder Halluzinationen – ein Adjektiv, das auf Mutter zutrifft

*Komorbiditäten*: Ansteckungsgefahr, Kettenreaktion, Übertragung – wenn man das eine hat, kommt meistens noch etwas anderes dazu: Alkohol-, Drogensucht, Panikstörungen, Medikamentenmissbrauch, Persönlichkeitsveränderungen

Letzteres ist wiederum auch eine unerwünschte Wirkung gewisser Psychopharmaka. *Valium* und *Lithium* sind die bekanntesten Medikamentennamen, sie haben schon eine eigene Geschichte (und wären wohl beim Scrabblespiel zugelassen); dann folgt eine Reihe kombinierter Wirkstoffe, mit Fantasienamen wie: Carbamazepin, Valproat, Lamotrigin, Gabapentin, Nimodipin, Topiramat, Clozapin, Olanzapin, Risperidon, Quetiapin, Ziprasidon. Andere Effekte der in ihnen enthaltenen Substanzen sind Schwindel, Ataxie, Müdigkeit, verwaschene Sprache – so steht es in den langen Auflistungen von Nebenwirkungen –, Konzentrations- und Gedächtnisstörungen, Gewichtszunahme … Die Naturjoghurts in Mutters Kühlschrank, der schwarze Kaffee, ohne Zucker, literweise täglich getrunken.

Die Suche nach dem Ursprung, nach Hinweisen auf Auslöser. Wo hat die Geschichte des Phänomens seinen Anfang genommen? Die „multifaktorielle Genese" mache die Geburt der Bipolarität schwer nachvollziehbar, das Tappen im Dunkeln hält an. Beschrieben sind Genmutationen auf Chromosom 15q. Doch die Mutationen allein bewirken keine psychotischen Ereignisse; sie sind wie Schläfer, die durch *life events* aufgeweckt werden müssen, damit das Erzählprogramm der Veranlagung seinen Lauf nimmt: eine starke Erschütterung, eine existenzielle Krise, einschneidende Erlebnisse wie Geburt, Trennung, Unfall, Tod.

## Annäherungsversuche III

Der Tod ihrer Eltern. Lässt sich von hier eine kausal begründete Geschichte erzählen, die eine klare Ordnung schafft? Das könnte eine Geschichte sein, die mit einer Darlegung der „Anlagen", der ersten, frühen Anzeichen und des Verhaltens des Umfelds beginnt. Eines ergäbe sich aus dem anderen: eine logische Verkettung von Umständen, eine Akkumulation von „Fehlentwicklungen". Eine solche Geschichte hat Mutter als junge Frau selbst erzählt.

1. Wie sieht das Resultat dieser „Fehlentwicklungen" aus? Ich bringe allen jenen wenigen Menschen, die mir etwas bedeuten, unglaubliches Misstrauen entgegen. Ich bin sozusagen unfähig, über mich selbst zu sprechen, und wenn ich es dennoch tue, so bereue ich es bald. Ich versuche vollkommen selbständig zu sein: d. h. mit allen Problemen selbst fertig zu werden und verabscheue jegliche „Aussprache" zu Hause. Besonders in den letzten drei Jahren haben sich mir viele Probleme gestellt, und es ist mir einmal mehr aufgefallen, wie unglaublich bemühend es ist, nach aussen gleichgültig zu sein. Denn: ich will nicht, dass man sich darum kümmert. Ich kann folglich nicht erwarten, dass man zu Hause Verständnis aufbringt. Weil ich kein Vertrauen aufbringe.

2. Schildern (d. h.: Bewusstwerden dieser Zustände) + Denken (d. h.: Erfassen der innern Zusammenhänge)
Ich glaube, dass das alles sehr früh in meiner Entwicklung begonnen hat. So früh, dass sich der Anfang davon meiner Kenntnis entzieht. Zwei Faktoren waren massgebend: Meine eigenen Anlagen (d. h. meine Verschlossenheit und Scheu) und die Stellung der Eltern zu meinen Problemen, insbesondere die meines Vaters.

Ich war 3 ½ Jahre lang alleiniges Kind meiner Eltern. Es entzieht sich meiner Erinnerung, wie weit sich meine Eltern um mich kümmerten. Aber ich glaube, sie haben mich unglaublich verwöhnt. Dann erhielt ich eine kleine Schwester. Meine Eltern teilten ihre Aufmerksamkeit, trotzdem war ich nicht eifersüchtig.

Gleich darauf wurde mein Vater sehr krank. Er brauchte dringend Ruhe und man brachte mich zu Verwandten. Ich bin der Ansicht, dass damals zum ersten Mal richtig der volle Kontakt zu meinen Eltern in einer ausserordentlich wichtigen Entwicklungsphase unterbrochen wurde. Ich war vier Jahre alt: angefüllt mit Fragen und Problemen. Bisher hatten meine Eltern dazu herhalten müssen. Meine Verwandten hatten drei Kinder – ich fühlte mich ziemlich allein und alles in mir sträubte sich, mich diesen Menschen anzuvertrauen. Ich war bitterböse und gekränkt, dass meine Eltern mich nicht bei sich haben konnten. Ich hatte unglaublich Heimweh und kämpfte verzweifelt dagegen, denn ich wollte mich um keinen Preis verraten.

Als meine Eltern mich wieder holten, da hatte diese „Fehlentwicklung" bereits eingesetzt. Mein Wille zur Selbständigkeit war bereits zu gross. Das ging so weiter, kleine Erlebnisse unterstützten mich immer wieder in dieser Hinsicht. So zum Beispiel, wenn meine Eltern am Tisch „Erwachsenen-Probleme" auf Englisch besprachen. Ich hatte jedesmal eine ungeheure Wut: das bestärkte mich in meiner Absicht, nichts zu erzählen. Meine Wut richtete sich vor allem gegen meinen Vater. Er schien sich nicht um mich und meine Probleme zu kümmern. Sein Beruf brachte es mit sich, dass wir nur ein- oder zweimal pro Woche das Abendbrot mit ihm einnehmen konnten. Er war dann müde und ich war hundertmal dazu ermahnt worden, am Tisch meinen Schnabel zu halten. Er hielt die Pflichten eines Vaters sehr hoch: er hatte uns lieb, er sorgte für uns, aber für meine kleinen Probleme hatte er keine Ohren. Er korrigierte mich oft. Als ich älter wurde, hat er mit mir mehrere Male über seine Vaterpflichten gesprochen. Ich sagte ihm immer wieder: Es genügt nicht, mir Kleider, Nahrung, ein warmes Bett zu geben und für eine gute Schulausbildung zu sorgen ... Er hielt das für Unsinn. Unsere Diskussionen wurden immer einseitigere Belehrungen. Ich hatte immer das Gefühl, er anerkenne mich nicht als „ganzer Mensch", sondern als kleine Tochter, die noch vieles lernen muss, bis sie so „weise + alt" ist. Das ist bis heute so geblieben.

Es wurde mir peinlich, wenn Mama über persönliche Dinge mit mir sprechen wollte. Ich wich aus. Ich konnte ungeheuer böse und „bockig" werden, wenn man sich über mich und meine Ansichten lustig machte. Weil meine Eltern sich gut verstanden. Weil ich instinktiv ahnte, dass sie sich gegenseitig anvertrauten, wurde es mir nicht möglich, mich mit Mama auszusprechen.

Heute bin ich so weit, dass ich um diese Schwierigkeiten weiss. Früher habe ich alles nur unklar empfunden und mich danach gerichtet. Das Wissen um diese Schwierigkeiten ist notwendig. Ich werde wohl nie meine Stellungnahme zu Hause ändern, aber ich kann andernorts mein Misstrauen eindämmen.

Ein verwöhntes Kind, eine traumatisierende Trennung, ein autoritärer Vater: Ingredienzien für ein Drama der frühen Entfremdung. „Fehlentwicklung", die korrigiert werden muss oder vom rechten Weg ablenkt. Denn der Wille zur Selbstständigkeit wird als „zu groß", zu früh, zu ungehörig, zu drängend empfunden. Die Rolle des Kindes nicht mehr ausfüllen können, aber den Schnabel hungrig aufsperren müssen. Die volle Eigenverantwortung für die bösen Gedanken übernehmen. Wunsch und Verbot – Aggression und Kontrolle. Ein Zweifrontenkrieg. Die Folgen: Angst. Bestrafung. Zwang. Wörter, die festzuhalten versuchen, was sich immer wieder verflüchtigt. Doch je länger die Geschichte weitergeht, desto undurchdringlicher wird das Dickicht. Im Wald wachsen die Monster, und dann brechen sie eines Tages hervor, die Hexen setzen sich auf die Zäune, die Gespenster, die schwarzen Männer, die mutierten Insekten bedrohen die Welt.

Oder die Geschichte findet zur Form der Tragödie, in der von Anfang an das traurige Ende bereits ersichtlich ist und alles darauf zuläuft, unabwendbar, dem Gesetz des Schicksals geschuldet. Eine klassische Form, in der jeder noch weiß, was gut oder böse, nützlich oder sinnlos ist. Möglichst wenig Überraschungen, ein Minimum an Irritationen. Erwartbarkeit der Verhaltensweisen. Sicherheit durch Voraussehbarkeit von Kombinationen und Permutationen.

Mutters Gedanken hielten sich nicht daran. Sie provozierten Kollisionen, zerrissen Wagen in sich überschlagende Teile, vergifteten oder jagten in die Luft. Statt einer geregelten Reaktionskette ein Durcheinandergewirbel. Keine einfache kausale Geschichte, sondern Partikel, die kaleidoskopartig immer neue Bilder erzeugen. Ein Netz ohne Zentrum, in dem der Standort des Denkens, der Verständnisversuche, des Beobachtens ständig neu bestimmt werden muss, denn ein archimedischer Punkt, von dem aus man alles überblicken und beurteilen könnte, existiert nicht.

Das Ende: Es traf trotz aller Vorzeichen mit seiner abrupten Endgültigkeit überraschend ein. Unser erster Gedanke war, dass Mutter den Inhalt sämtlicher Schachteln in ihrem Medikamentenschrank in sich hineingeschluckt hatte. Dass sie an einem Herzvirus gestorben sein sollte, erschien uns hingegen zuerst völlig absurd. Später habe ich begonnen, darin einen verlängerten Suizid zu sehen, weil Mutter so verausgabend und schonungslos sich selbst gegenüber lebte, dass sie die Lungenentzündung verschleppte und der Virus schließlich auf das Herz übergriff, mutierte, den zentralen Körpermuskel lahmlegte. Aber diese Idee von einer Form indirekten Suizids ist auch nur ein Erklärungsversuch.

Nicht dass der Gedanke, allem selbst ein Ende zu setzen, unserer Mutter fremd gewesen wäre. In ihren Anstrengungen, tödliche Gefahren auszuschließen, durch ihre Kontrollen des Gasherds, ihre Übervorsichtigkeit im Verkehr infolge ihrer Befürchtungen, die Stärkung unseres Immunsystems mit den Vitaminen frisch gepresster Früchte, den Respekt vor Küchenmaschinen und Elektrizität, in all den Tabus und Abwehrritualen lauerte die Katastrophe; der Tod war überall. Aber Mutter sprach nie über Selbstmord, auch nicht, als wir Kinder erwachsen geworden waren. Mit Freundinnen aber durchaus; eine von ihnen erzählte mir einmal, Mutter habe mehrmals entsprechende Absichten geäußert, aber dann habe sie immer gesagt, sie wolle uns Kinder nicht allein lassen, dazu mit unseren Schuldgefühlen wegen ihres Suizids.

Man kommt nicht hin mit dem klaren Denken, steht in Mutters Jean-Améry-Buch, das heute in meinem Büchergestell steht: *In kreisender, oder genauer: halbkreisender, sich wiederholender, stets um Präzision bemühter, niemals sie erreichender Rede muss dem Mysterium nachgedacht werden. Man darf* unklar *von dem reden, wohin das Licht der klaren Sprache nicht leuchtet.*

*Und das Rätsel gibt es.* – Das Rätsel, warum sich jemand zu dem Schritt entschließt, sich selbst auszulöschen. Mir kommt es vor, als hätten die Insekten am Ende den Kampf gewonnen, in der Form eines auf sukzessive Eskalation und letztendliche Überwältigung angelegten Programms.

In meinem Schreibzimmer führe ich mit einer Mücke einen Zweikampf in mehreren Runden. Sie schwebt provozierend langsam durch die Luft und entschwindet vor meinen Augen, wenn ich aufstehe, um sie zu jagen. Mehrere Tage lang belagert sie mich, wartet auf den Moment, da ich das Licht lösche und einnicke; dann beginnt sie mit ihrem hohen Sirren um meinen Kopf herumzusegeln. Ich suche sie in allen verborgenen Winkeln, ein Klarsichtmäppchen mit Manuskriptseiten dieses Textes oder ein Buch als Mordinstrument in der Hand. Als ich sie endlich erwische, scheint mir, sie hätte mir das nie zugetraut. Aber, frage ich mich: Warum regst du dich so auf?

Die flachgedrückte Mücke an der Zimmerdecke streckt ihre sechs Beine von sich. Kein angenehmer Anblick. Ich schließe nun beim Eindunkeln immer gleich die Fenster, obwohl ich mich deshalb eingesperrt fühle; ich stelle mir vor, wie sich die fliegenden Insekten draußen, auf der anderen Seite der Glasscheiben versammeln, auf und ab tanzend darauf warten, einen Spalt zu entdecken. Und es werden immer mehr, die mich belauern.

Einige Wochen nach Mutters Tod wachte ich mitten in der Nacht auf. Hämmern, Rasen, Stolpern in meiner Brust. Ich war wie mit einer schweren Eisenplatte an die Matratze gefesselt. Noch eine Kontraktion, und mein Herz setzt aus, war ich überzeugt, es wird gleich implodieren. Das wiederholte sich von da an fast jede Nacht. Mir wurde mitten am Tag schwindlig, der Boden unter meinen Füßen kippte, ich zitterte, mein Körper war innert Sekunden mit einem Schweißfilm überzogen. Auf der Krankenliege, mit den Elektroden an Brust, Armen und Beinen und meinem eigenen Herzschlag über die Lautsprecher der Messanlage in den Ohren, horchte ich auf die Schläge, sie erschienen mir unregelmäßig, Füllung, Spannung, Austreibung aus dem Takt gefallen, das Pulsieren meines Herzens, wie wenn jemand eine Saite bis zum Zerreißen spannen und willkürlich loslassen würde. Und manchmal blieb die Saite beim Zurückschnellen hängen, stotterte, verhakte sich wie die Stäbe in der Schreibmaschine. Die Drohung der Stille, wie sie eintrat, nachdem Großvaters Spindelmäher auf einen Stein gestoßen war.

Doch das EKG und noch ein zweites zeigen keine Anormalitäten. Der Arzt sieht mich prüfend an, verschreibt mir eine Packung Temesta. Sie haben nichts, sagt er: Nichts, was man medizinisch feststellen könnte.

Wir werden nie vor diesen Anfälligkeiten gefeit sein, meine Brüder und ich. Wir sind lebenslänglich empfänglich. Durchlässig. Er belauert dich nicht, er ist bereits in dir, der Schläfer. Das ist genetisch begründet und statistisch erwiesen: Bei Verwandten ersten Grades ist die Wahrscheinlichkeit, dass sie auch an Bipolarität erkranken, siebenfach erhöht. Du darfst deshalb nicht so übermütig sein und zu viel erwarten.

## Vorvergangenheit

*Auf der Mauer, auf der Lauer, sitzt 'ne kleine Wanze,*
*sieh dir mal die Wanze an, wie die Wanze tanzen kann –*

Deepwater Horizon. *Blowout,* die Bohrinsel brennt, sinkt. Mehrere hunderttausend Vögel verenden in der Ölkatastrophe. Braunpelikane, Rötelreiher, Seeregenpfeifer, Scherenschnäbel.

In Arkansas fallen rund fünftausend tote Vögel vom Himmel. Die meisten Rotschulterstärlinge.

Als ich meinem Vater erzähle, dass ich über unser Aufwachsen mit Mutters Phantasien schreibe, erinnert er sich an Rachel Carsons Buch *Der stumme Frühling,* das in den frühen 1960er-Jahren erschien: eine deutliche, nachdrückliche Warnung vor den Folgen der Ungeziefer-Vertilgungsmittel; Chemikalien, die ohne Unterschied töten, jedes Insekt, ob „gut" oder „böse". Sie nannte die Stoffe „Biozide": Töter allen Lebens.

Rachel Carsons Buch beginnt mit der Beschreibung der Szenerie eines verseuchten Dorfes. Ein fiktiver Ort, doch alles, was dort passiert, ist in den Jahren zuvor schon einmal irgendwo Realität geworden. *Es herrschte eine ungewöhnliche Stille. Wohin waren die Vögel verschwunden?* Als ich das Buch in der Bibliothek ausleihen will, um mir Carsons Text wieder zu vergegenwärtigen, steht auf der elektronischen Karteikarte: *Zurzeit nicht bestellbar. In Massenentsäuerung.* So lerne ich, dass sich manche Bücher durch Säurefraß selbst zerstören.

Eine Trocknung im Vakuum und eine Entsäuerungschemikalie sollen garantieren, dass sie auch noch in Zukunft gelesen werden können. Allein in den größten Bibliotheken stehen Hunderttausende solcher Bücher, die aufgrund des Materials, aus dem sie gearbeitet sind, langsam in ihrem Innern zerfressen werden.

Vaters zweite Erinnerung ist eine Anekdote, als Beispiel dafür, wie frech sie gewesen sei. Einmal, in einem kalten Winter, hätten Zeugen Jehovas – natürlich zwei, wie immer, zur gegenseitigen Überwachung, so erklärte uns Mutter – an der Türe geklingelt und auf die Frage, ob sie etwas für sie tun könnten, habe sie gemeint, ja gerne, bitte schaufeln Sie den Weg zu unserem Haus frei. Was die beiden Männer denn auch brav taten. Weiter geht die Geschichte nicht; sie erzählt nicht, wie sie die beiden Zeugen mit letztlich unerfüllter Mission, trotz durchaus nützlichen Schneeschaufelns im Diesseits, wieder auf den Weg schickte. Was einmal eine witzige kleine Story war, mit Schadenfreude gar, Mutter machte sich lustig über die tugendbeflissenen, ewigen Meriten nachjagenden Ideen-Anhänger, ist über die Jahre eine traurige Geschichte geworden, denn sie hätte dies wenige Jahre später nicht mehr gewagt. Einmal klingelten bei uns die Zeugen Jehovas an der Tür; Mutter schickte sie gleich wieder weg und warnte uns nachdrücklich vor ihren verrückten Endzeitgedanken, als wir neugierig fragten.

Als Jahre später die Scientology-Sekte auf der Treppe vor unserem Schulhaus Fragebögen verteilte, reizte mich die Gefahr. Natürlich wertete der Jünger in dem großen Raum, wo viele Menschen an Tischen saßen und wie ich den Fragebogen über ihre Ängste, Verhaltensweisen und Sehnsüchte ausfüllten, meine Resultate als Indikatoren für „gefährdet" und „instabil" aus, aufgrund der Ausschläge in der manipulierten Auswertungsstatistik. Als er mir prophezeite, es werde mir mit den Jahren immer schlechter gehen, der Boden, auf dem ich stände, werde immer brüchiger werden, blickte ich ihn unverwandt an. Wer zuerst wegblickt, hat verloren. Er war derjenige, der verlor. Danach sagte er nichts mehr, ließ mich wortlos gehen. Ich packte den Auswertungsbogen ein und verließ den Raum. Ich dachte, er darf nicht Recht bekommen, ich nehme mein Schicksal selbst in die Hände, ich muss nur meinen Willen noch mehr stärken, dann können mich nicht gerade ideale Voraussetzungen niemals besiegen. Und die schwarze, gallige, hinterlistige Krake, die sich manchmal in mir regt, mit ihren gierigen Armen, werde ich wie eine Dompteuse in Schach halten.

Vaters dritte Erinnerung ist die *Ode to Billie Joe* von Bobbie Gentry, die er und Marianne sich immer wieder angehört hätten. Ein Jahr vor meiner Geburt stürmte der Song die Charts, stand zwei Wochen gar auf Platz 1, über den Beatles. Beunruhigender als der Todessprung von Billie Joe McAllister von der

Tallahatchie Bridge war die Unklarheit, was Billie Joe und seine Freundin am Vortag von der Brücke geworfen hatten. Blumen? Einen Verlobungsring? Einen Fötus? Als wäre das der Schlüssel zur Geschichte, der Grund für Joes tödlichen Sprung. Die Brücke wurde zum Pilgerort für Selbstmörder – den „Freitod“ Wählende, würde Jean Améry insistieren. Doch die Tallahatchie Bridge war nur sechs Meter hoch, viele, die sprangen, starben nicht, sondern waren danach behindert. Um dem Trend ein Ende zu setzen, wurde ein Verbot erlassen, von der Brücke zu springen; jeder, der sich nicht daran hielt, wurde mit einer Buße von 100 Dollar bestraft (wenn er danach noch lebte). Nur wenige Jahre später brach die Tallahatchie Bridge zusammen und Bobbie Gentry verschwand aus der Öffentlichkeit. Es bleibt die abgegriffene Schallplatte aus Mutters Wohnung – und meine Frage, was Mutters These zu jenem Geheimnis wohl gewesen war.

Wie oft ich auch frage, Vater gibt mir keinen Schlüssel. Warum hat er sich von meiner Mutter getrennt? Warum hat er sich so radikal aus unserem Leben verabschiedet, für viele Jahre? Er weicht aus, klagt über seine finanziellen Schwierigkeiten damals. Die emotionale Bedürftigkeit seiner Frau, ihre große Unsicherheit, ihre Unfähigkeit zu streiten; ihre fixen Ideen, die ihn auf Dauer zu stark belastet hätten. Er erzählt weitere Geschichten. Wie er es gehasst habe, sich mit ihren Eltern zu treffen, die Autofahrten am Sonntag zur

Raststätte auf halber Strecke zwischen den Städten und dann die Kontrollfragen und Zurechtweisungen, das Nie-Genügen, das Nie-recht-machen-Können, mit seiner Abstammung, seinen Überzeugungen, seinen Interessen.

Ich erinnere mich nun, dass Mutter einmal auf meine Frage, warum sich Vater und sie getrennt hätten, sagte: Wir haben uns auseinandergelebt. Ich stellte mir vor, wie die beiden Hälften ihres Ehebettes voneinander wegtreiben, als sei die Bruchstelle schon immer da gewesen, doch niemand habe sie rechtzeitig entdeckt. Dann sehe ich sie und ihn nur noch in jeweils verschiedenen Räumen im Haus, er schläft tagsüber, weil er bis spät gearbeitet hat, sie schläft nachts, gleichzeitig mit uns. Die Lebensrhythmen so verschoben, dass wir den Vater kaum mehr sehen, er wird zu einem wandelnden Geist im Haus, der nur da und dort Spuren seiner Anwesenheit hinterlässt: seine Schuhe, deren Position sich leicht verändert haben, eine verschlossene Tür, die vorher noch offen war, wir lesen die Zeichen, auch damals schon. Und meine einzige konkrete Alltagserinnerung an Vater, als er noch mit uns zusammenwohnte: Er sitzt, als ich einmal ins Wohnzimmer komme, abwehrend lächelnd am Tisch und löffelt ein Joghurt, ganz schnell, den Kopf zum Glas geneigt, damit der Weg zum Mund kürzer ist, ich höre das wegen der es umschließenden Finger leicht gedämpfte Klappern des Metalls in gewölbtem

Glas. Niemand kann so schnell essen wie mein Vater, denke ich. Da steht er auf und geht wieder arbeiten. Das leere Glas hat er in die Küche gestellt, wie immer. Auch das eines der Zeichen, dass er da war.

Als ich Gena Rowlands und Peter Falk in *A Woman Under the Influence* sehe, weiß ich zuerst nicht, was mir lieber gewesen wäre: diese zermürbenden Konfrontationen, die Operation an offener Wunde in Zeitlupe, oder das narkotische Schweigen meiner Eltern, die Choreografie der Vermeidung, die wortlose Trennung, der eiserne Vorhang.

Nach der angeordneten rechtsmedizinischen Autopsie hätten wir unsere tote Mutter noch einmal sehen können. Aber nur hinter einer dicken Scheibe, aus hygienischen Gründen. 99 mal 99 Jahre liegt meine Mutter in ihrem Glassarg, wie Schneewittchen – denn ich habe mich geweigert, sie so zu sehen. Mich hinderte ein unbestimmtes Grauen. Sie nicht anfassen zu können und doch nicht anfassen wollen, die Leiche, die sie geworden war. Ich hatte Angst, dass mich dieses Bild, ihr Gesicht hinter Glas, im Schlaf heimsuchen würde.

Als wenige Monate nach ihrem Tod das Unvorstellbare geschah, die Flugzeuge in die Wolkenkratzer flogen und bald darauf mehrere tödliche, mit Anthrax vergiftete Briefe verschickt wurden, dachte ich: Gut, dass Mutter das nicht mehr erleben muss.

Und da ich noch immer an diesem wuchernden Text schreibe, der seine Tentakel neugierig weiter ausstreckt, lese ich in einer Zeitungsnotiz, dass am Freitag, den 13. Februar 2015, eine Explosion in einem Chemiewerk bei Barcelona eine gelbbraune Giftgaswolke aufsteigen lässt, die kilometerweit zu sehen ist. Die Behörden fordern 60.000 Bewohner umliegender Ortschaften auf, in ihren Wohnungen zu bleiben und die Fenster zu schließen. Die Vergiftungsideen unserer Mutter sind mit ihr gestorben. Doch die realen Vergiftungsfälle werden immer häufiger, und jedes Mal, wenn ich von einer Giftwolke, Insektensterben oder einer Explosion erfahre, denke ich auch an Mutter.

Heute verstehe ich, dass der Arzt, dem unsere Mutter damals den von ihr mit viel Geschick gefangenen Floh präsentierte, wahrscheinlich zuerst davon ausgegangen war, dass sie sich das mit dem Ungeziefer in unserem Haus nur ausgedacht hatte. Denn dass sich in einer solchen *matchbox*, deren Inhalt als Beweismaterial präsentiert wird, tatsächlich ein lebender Floh befindet, ist selten. Ich weiß nicht, was Mutter nach diesem Besuch mit ihrer Mini-Pandora-Büchse gemacht hat. Ob sie das Schächtelchen in einen öffentlichen Abfalleimer geworfen hat, trotz der Möglichkeit, dass sie damit andere Menschen der Gefahr aussetzte, die Flohplage zu erben? Tötete sie den Floh, und wenn ja: wie? Oder nahm sie ihn wieder mit nach Hause und übergab ihn zuletzt vielleicht den Kammerjägern?

*Zabriskie Point.* Dreizehn Explosionen jagen die Villa in die Luft, die wie ein böses, funkelndes Ungetier in den Felsen kauert. Die Frau scheint sie allein durch ihre Gedanken ausgelöst zu haben. Ein dichter Feueraschenpilz steigt auf, Steine zerbersten, Holz splittert. Immer näher kommen wir den dröhnenden Eruptionen. Bücher wirbeln durch die Luft. Blusen, Socken, Teile von Kühlschrank, Fernseher, Möbeln, die Innereien jeden Haushalts driften langsam durch die Wüstenluft. Und wieder Bücher, die ihre Seiten entfalten, wie ein Pfau sein Rad schlägt, eine ganze Bibliothek verwandelt sich in Ziehharmonika-Vögel. Dann endet die Orgie ebenso abrupt und unwillkürlich, wie sie begonnen hat. Die Frau steigt ins Auto und fährt weg. Ich stelle mir vor, die junge Frau ist Mutter. Oder bin auch ich sie?

*Und ein Schiff mit acht Segeln und mit fünfzig Kanonen wird entschwinden mit mir.* Ich höre die Sehnsucht, den Schmerz, die wilden Rachegelüste in Lotte Lenyas Stimme, wenn sie diese Zeilen singt, jede Nuance ihrer Interpretation hat sich mir eingeprägt, seit ich ein Kind war. Ich glaube, unsere Mutter war auch eine Seeräuber-Jenny.

*Die Gedanken sind frei,*
*wer kann sie erraten,*
*sie fliehen vorbei*
*wie nächtliche Schatten.*
*Kein Mensch kann sie wissen,*
*kein Jäger sie schießen.*
*Es bleibet dabei:*
*Die Gedanken sind frei.*

## Hyazinthen, Rhododendren

Mutters Todestag. Im Grabschmuck und -blumenladen kann man Handschaufel und Plastikgießkanne ausleihen und mit auf den Friedhof nehmen. Das Personal ist seit Jahren dasselbe. Wir wählen Töpfe mit Blumen, die Mutter liebte: bordeauxrote Blüten, wilde Rosen, Hyazinthen. Zu ihren Lieblingsblumen zählten auch Rhododendren, die üppig blühenden Büsche im Frühjahr mit den zarten Blüten, die nach einem Regenguss oft schnell wieder verwelken. Vielleicht wusste Mutter ja, dass Rhododendren Vergiftungen verursachen können, die zu einer verlangsamten Herztätigkeit, einem schwachen Puls bis hin zum Koma und Tod durch Atemstillstand führen können.

Wir putzen den bereits wieder von einer dünnen grünen Schicht überzogenen Grabstein, auf dem unter dem Namen des Stiefvaters derjenige unserer Mutter steht, etwas an den unteren Rand gedrängt, weil dafür eigentlich zu wenig Platz ist auf dem Stein, den sie damals für ihren Mann ausgewählt hat. Ob sie sich Gedanken gemacht hatte, ob sie im selben Grab beerdigt würde? Einerseits wählte sie für ihren Mann eines dieser Standard-Familiengräber mit Platz für zwei oder drei Urnen, andererseits bot der Stein zu wenig Fläche für zwei Namen und Lebensdaten. Vielleicht wollte sie nicht hier begraben werden. Vielleicht hatte sie dem Steinmetz vergessen zu sagen, dass er genug Platz für einen zweiten Namen frei halten sollte, vielleicht wollte sie nicht bei jedem Friedhofsbesuch einen Grabstein vor sich sehen, der nur darauf wartete, dass sie auch stürbe, um in wohlgesättigter Vollständigkeit vor sich hin zu dämmern. Vielleicht wollte sie über den Tod ihres Mannes hinaus einfach nicht denken.

Der Grabstein wurde, nachdem ihr Name, Geburts- und Todesdatum ergänzt worden war, statt leicht schräg, wie ursprünglich von ihr gedacht, flach auf dem Boden liegend eingelassen. Die kleine Vertiefung in der einen Ecke, die Mutter einarbeiten ließ, ist eingeebnet, weshalb sich dort bei Regen nicht mehr, wie sie es sich wünschte, eine kleine Pfütze ansammelt, in welche die Vögel ihre Schnäbel senken. Statt der einladenden Tränke zeigt dieser Teil der Platte jetzt nur noch eine seltsam krumme Oberfläche, wie wenn da nicht geschickt genug gearbeitet worden wäre. Ich putze die Oberfläche des Steins, ihr Name muss lesbar bleiben. Ich putze auch den Namen meines Stiefvaters frei, fühle Widerstreben, er hat uns das Leben schwer gemacht mit seinem Konservierungsdrang. Aber er war auch einige Jahre lang ein Fels, an dem sich Mutter in der Brandung halten konnte.

Ich sehe die halb verfallenen Urnen unter der Erde, aus welchen der Sand der verbrannten Körper sickert. Ton oder Holz sind abbaubare Materialien. Ich denke an das Skelett unter meinem Bett, vor dem ich mich fürchtete; es musste verschwinden, damit ich keine Angst mehr hatte, meine Beine aus dem Bett zu strecken und aufzustehen.

Wir graben Löcher in die Erde und verlegen die langweiligen, robusten Pflanzen der Friedhof-Grabpflege, um Platz für die Blumenstöcke zu schaffen, die Kinder von Simon und Martin malen Blumen und Häuser und Menschen auf Papier. Durch den oberen und den unteren Rand der Blätter ziehen ihre Mütter sorgfältig Holzstäbe, die sie in die Erde stecken. Mutters Grab ist ein Schiff mit gehissten Segeln. Wir zünden eine rote Grabkerze an.

Wir wissen, wenn wir das nächste Mal kommen, wird von all dem schon wieder nichts mehr zu sehen sein, denn hier wird radikal aufgeräumt. Auch die von uns eingegrabenen Blumen werden schnell verschwunden sein, nach einem oder zwei Tagen. Dann unterscheidet sich Mutters Grab nicht mehr von den anderen in den engen Reihen. Moossteinbrech. Scheinbeere. Eisbegonien. Immergrün.

*So there's no need for turning back*
*Cause all roads lead to where we stand.*
*And I believe we'll walk them all*
*No matter what we may have planned.*

## Mein Dank geht an …

… alle, die mich während des Schreibens an diesem Text unterstützt und begleitet haben, mit ermutigenden, anregenden Fragen, Sachwissen und Feedback: allen voran Matthias von Gunten, der während Monaten und Jahren geduldig meine Zweifel und Suchbewegungen mitgetragen hat und mir den Halt gab, dass ich es wagen konnte, aus losen Mosaikstücken der Erinnerung, Verdichtung und Verschiebung diesen Text zu erschreiben. Ich danke meiner zugleich humorvollen wie unnachgiebigen Lektorin Angelika Klammer, die bereits meinen ersten Roman kritisch durchleuchtet hat und mich immer noch etwas Verborgenes entdecken lässt, das ans Licht will. Ich danke meiner Mutter, die mir die Lebendigkeit der Buchstaben gezeigt und meiner Kindheit Literatur, Filme, Musik und Kunst beigestellt hat. Ich danke meinen Brüdern für ihre Offenheit und Toleranz, meinem Vater für seine erhellenden Reaktionen und Kommentare. Sehr dankbar bin ich auch dem gesamten Team des Literaturhauses Niederösterreich und des Artist-in-residence-Programms in Krems, wo ich im Sommer 2015 sechs ungestörte, konzentrierte Wochen verbringen durfte, was wesentliche Schritte im Schreibprozess ermöglichte. Ich danke dem Verleger Bernhard Borovansky für seine Begeisterungsfähigkeit, Anita Luttenberger und Mauretta Hiller vom Verlag für ihre guten Geister, Ingrid Führer und

Sebastian Inhauser für ihr Vertrauen, Martina Müller für ihre wertvolle Unterstützung in vielerlei Formen, ich danke Suzanne Jung, Peter Rusterholz, Evelina Jecker Lambreva, Susann Müller, Helmut Maier, Benny Jaberg für ihre offenen, interessierten Ohren und Augen.

Und natürlich danke ich allen Autorinnen und Autoren, deren Bücher und Filme das Leben lebenswert machen und inspirieren. In diesem Buch treten viele von ihnen auf. Sowohl *Peter Pan* von James M. Barrie, Alice und Humpty Dumpty aus dem *Spiegelland*, Carlo Collodis *Pinocchio,* Hans Christian Andersens Märchen *Die Schneekönigin*, Michael Endes *Momo* und *Die unendliche Geschichte*, Astrid Lindgrens *Pippi Langstrumpf, Karlsson vom Dach* und *Ronja Räubertochter* werden wie viele andere Bücher in diesem Text namentlich genannt oder in einer Art und Weise erwähnt, dass sie einfach wiederzuerkennen sind; so auch Antoine de Saint-Exupérys *Der kleine Prinz*, *Die schwarzen Brüder* und *Die Kinder von Nr. 67* von Lisa Tetzner, Christine Nöstlingers *Lollipop* und *Wir pfeifen auf den Gurkenkönig*, *Urmel aus dem Eis* von Max Kruse, *Vreneli, Theresli, Christeli, Die sechs Kummerbuben von* Elisabeth Müller, Kurt Helds Klassiker *Die rote Zora und ihre Bande*, Erich Kästners *Das doppelte Lottchen*, Fritz Steuben: *Tecumseh*, Mark Twain: *Die Abenteuer des Tom Sawyer*, das Märchen *Kalif Storch* von Wilhelm Hauff, *Rumpel-*

*stilzchen* sowie *Schneewittchen* der Gebrüder Grimm, Ingeborg Bachmann: *Malina*, Heinrich Böll: *Die verlorene Ehre der Katharina Blum*, Elias Canetti: *Die gerettete Zunge*, Peter Handke: *Wunschloses Unglück* und *Die linkshändige Frau*, Sylvia Plath: *Die Glasglocke*, Peter Weiss: *Abschied von den Eltern*, Unica Zürn: *Dunkler Frühling*, Rachel Carson: *Stummer Frühling* (erste deutsche Übersetzung 1963, heute u. a. in Beck'sche Reihe neu aufgelegt), Goethes *Ballade vom Zauberlehrling*, Hanns Dieter Hüschs Lied *Ich sing für die Verrückten* (u. a. auf dem Album *Enthauptungen*), Don McLeans Song *Vincent* (auf dem Album *American Pie*), Bobbie Gentrys Hit *Ode to Billie Joe* und Bertolt Brechts Texte in *Dreigroschenoper* (*Seeräuber-Jenny*-Song) und *Happy End* (*Surabaya-Johnny*). Doch allenfalls ist das Kultbuch *Papalagi* (Untertitel: *Die Reden des Südseehäuptlings Tuiavii aus Tiavea*, die in der Übersetzung von Erich Scheurmann populär wurden) vielen nicht mehr unbedingt ein Begriff, ebenso vielleicht Georg Kreislers satirische Lieder (insbesondere das furchteinflößende *Everblacks*-Cover von 1971, darauf *Tauben vergiften im Park* und *Als der Zirkus in Flammen stand*), das Kinderbuch von *Varenka* in ihrem eingeschneiten Haus, erzählt von Gerda Marie Scheidl nach einer russischen Legende, illustriert von Bernadette Watts, oder das Gedicht von Adelheid Stier *Das Brünnlein*, das noch in den 1970er-Jahren in vielen Grundschulbüchern zu lesen war. Wörtlich zitiert wird aus Jean Amérys *Hand an sich legen. Diskurs über den Freitod* (Stuttgart 1967, S. 34 f.), aus *Bipolare affektive Störungen. Ursachen und Behandlung* von Jörg Walden/Heinz Grunze (4. Aufl., Stuttgart 2006) und aus Fritz Morgenthaler: *Technik. Zur Dialektik der psychoanalytischen Praxis* (Frankfurt a. M. 1978; davon gibt es eine Neuauflage, die 2005 in Gießen erschien). Da Filme in meinem Leben und Schreiben bald eine mindestens ebenso wichtige Rolle zu spielen begonnen haben, erwähne ich hier auch diejenigen Werke, die nicht explizit genannt werden und deren Titel bzw. Regisseure vielleicht nicht mehr so einfach zu erkennen sind wie andere; dazu gehören, vermute ich, neben Filmen von Ingmar Bergman, Federico Fellini, Roman Polanski, Steven Spielberg, Milos Forman, Dennis Hopper, Billy Wilder, Michelangelo Antonioni, Alfred Hitchcock und Rolf Lyssy (die heute alle zu einer langen Reihe von Klassikern zählen): John Cassavetes' *A Woman under the Influence*, Graeme Cliffords *Frances*, *Birdy* von Alan Parker, *Tootsie* von Sidney Pollack, *Yentl* von Barbra Streisand, *Fabian* von Wolf Gremm, *Die schwarze Spinne* von Mark M. Rissi, Peter Handkes *Die linkshändige Frau* (Produktion: Wim Wenders), Erwin Leisers *Mein Kampf*, *Stranger than Paradise* von Jim Jarmusch und David O. Russells *Silver Linings Playbook*. Schließlich möchte ich vier Autoren danken, deren Schriften in diesem Buch im Hintergrund wirken, aber nichtsdestotrotz prägend sind: Michel Foucault, Umberto Eco, Jacques Derrida, Hans-Jost Frey.